Beobachtungen und Versuche

zur

Physiologie der Sinne,

von

Johann Purkinje,

Doctor und Professor der Medicin zu Breslau.

Zweites Bändchen.

Neue Beiträge

zur

Kenntnifs des Sehens

in

subjectiver Hinsicht.

Mit 4 Kupfertafeln.

Berlin 1825,

gedruckt und verlegt

bei G. Reimer.

Sr. Excellenz

Herrn

Johann Wolfgang v. Göthe,

Grofsherzogl. Weimarischen wirklichem Geheimen Rathe und Staatsminister, Grofskreuz des Grofsherzogl. Weimarischen Hausordens vom weifsen Falken und des Russisch-Kaiserl. Sanct Annenordens, Comthur des St. Leopoldordens und Officier des königl. Französischen Ordens der Ehrenlegion.

Wenn unter der großen Menge von Opfergaben, die Ew. Excellenz, als ursprünglich von Ihnen erhalten, im Gefühle der Dankbareit und schuldiger Huldigung dargebracht werden, auch ich mit einer kleinen erscheine, so bitte ich um gnädige Annahme.

§. 41. Ihrer Farbenlehre war mir ein Befehl, der ein dunkles, schon in früher Jugend sich regendes Bestreben in mir weckte und ihm seine bestimmte Richtung anwieſs.

Wenn ich seitdem so glücklich war, im subjectiven Reiche des Sehens einige Funde zu thun, und noch zu thun die Aussicht habe, so ist es nur als ein Tagewerk zu betrachten, was von Ihnen angeordnet und geleitet in Wirklichkeit tritt.

Nehmen Sie, grofser Mann, diese treue Huldigung von einem Ihrer kleinsten, aber innigsten Verehrer.

Johann Purkinje.

Inhalt.

Neue Beiträge
zur
Kenntnifs des Sehens
in
subjectiver Hinsicht.

I. Indirectes Sehen.

Das Gesichtsfeld hat jedesmal nur eine einzige Stelle, ja man könnte sagen, nur einen einzigen Punct des vollkommen deutlichen Sehens; nur diese Stelle ist mit dem fürs Individuum möglich höchsten Grade des Bewufstseyns tingirt, nur in dieser die Leuchtung, die Farbe nach ihrer speciellsten Qualität und die Gränzlinien einzelner Bilder aufs genaueste bestimmt.

Aufserhalb dieser Stelle gegen die Peripherie des Gesichtsfeldes hin nimmt die Bestimmtheit aller dieser Momente des Sehens gradweise ab, bis allmählich alle Sichtbarkeit verschwindet, so dafs sich für die äufserste Peripherie des Gesichtsfeldes keine scharf bestimmte Gränze mehr angeben läfst, und diese nicht in eine objective Finsternifs, sondern in Unsichtbarkeit und Bewufstlosigkeit übergeht. Jener Punct des deutlichen Sehens liegt in der Sehachse des Auges, so daſs diese in Hinsicht auf die Lage desselben vorwärts auf den Gegenstand hingerichtet ist; und so mag dieses Sehen ein directes heiſsen. Alle übrige von den Gegenständen zum Auge gezogene Linien fallen mehr oder weniger schief auf dasselbe, und bestimmen die Richtung der neben und auſser dem Achsenpuncte des Auges, wo das deutliche directe Sehen Statt findet, gesehenen Gegenstände. Das durch diese Linien vermittelte Sehen mag ein indirectes oder Nebensicht genannt werden.

Den gesammten Inhalt und Umfang des directen und indirecten Sehens begreift das Gesichtsfeld. Der Umfang des Gesichtsfeldes für das directe Sehen wird bestimmt durch die allseitige Bewegung des Augapfels in seiner Höhle bei unbewegtem Kopfe, wodurch die Augenachse innerhalb eines Kegels von beiläufig hundert Graden nach allen Richtungen herumgeführt werden kann *).

Indem man direct vor sich hin sieht, bleibt noch eine groſse Menge von Gegenständen für das

---

*) Thomas Young, *On the Mechanism of the Eye Philosoph. Transact. of the roy. soc. of London* 1801, *T. I. p.* 46.; gibt 55 Grade nach allen Richtungen an, im Ganzen 110 Grade, diese Bestimmung ist von unserer wenig abweichend. Da sie von individueller Beweglichkeit und Bildung der Augenhöhle und des Augapfels abhängt, so gehört sie in ihrer Besonderheit mehr in die Sphäre des practischen Physiologen, der als Arzt über die Constitution und den Sehumfang eines gegebenen Auges zu entscheiden hat.

indirecte Sehen, obgleich mit verminderter und verschwindender Deutlichkeit nach allen Richtungen hin, bemerkbar. Die Breite dieser Sichtbarkeit zu messen, bediene ich mich eines am Rande gradirten Kreissegments von Pappendeckel, von 7 Zollen Halbmesser (der Distanz meines deutlichen Sehens gemäſs) und 140 Graden Peripherie, welches mit seiner unteren Fläche an einem senkrechten Handgriffe befestigt ist, und das von dem Mittelpuncte aus nach beiden Seiten Ausschnitte hat, um an die Wange oder an die Nasenwurzel bequem angelegt werden zu können, wobei das Centrum an die Mitte des untern Augenliedes angesetzt wird.

Die einzelnen Intervalle von 10 zu 10 Graden markire ich durch kleine aufgesetzte Stiftchen von Wachs, damit die einzelnen Abschnitte für die horizontale Ansicht bemerkbarer werden *). Nun setze ich die Spitze des Centrums an, lege den gröſsern Ausschnitt an die Wange und ans Ohr, fixire mit dem Blicke eines der gerade vorwärts liegenden Wachsstiftchen, und bewege bei hinreichender Verfinsterung des Zimmers das Flämmchen eines Wachsstocks an der Peripherie der gradirten Scheibe, am besten von der äuſsersten Gränze des Gesichtsfeldes, wo die Flamme noch nicht sichtbar ist, ausgehend und gegen seine Mitte vorrückend. Wenn man die äuſserste Gränze der Sichtbarkeit, die beim indirecten Sehen noch Statt

*) S. Fig. 1.

findet, genauer bemerken will, so ist es gut, erst das Auge einige Zeit geschlossen zu halten, um seine Empfindlichkeit zu sammeln, und dann plötzlich zu öffnen, wieder einige Zeit anzustrengen, bis das Lichtbild unscheinbar wird, dann wieder zu schliefsen, und so abwechselnd. Ferner ist es vortheilhaft, das Lichtbild in kleinen Intervallen hin und her zu bewegen, um es stets auf neue, noch nicht erschöpfte Stellen der Retina einwirken zu lassen, wodurch seine Sichtbarkeit erhöht wird. Nur auf diese Weise ist man im Stande, die äufserste Gränze des indirecten Sehens zum Bewufstseyn zu bringen, indem ohne diese kleinen Kunstgriffe die Erscheinung des Lichtbildes äufserst unscheinbar und vorübergehend, und die Bestimmung seiner Stelle sehr schwankend ist.

Meine Messungen der Breite des indirecten Sehens gaben mir gegen den äufsern Augenwinkel 100 Grade (bei durch Belladonna erweiterter Pupille bis 115 Grade), nach unten 80 Grade, hinauf 60 Grade und eben so viel gegen den innern Augenwinkel. Young *) fand an seinem Auge 90 Grade nach aufsen, 60 Grade nach innen, 50 Grade nach oben und 70 Grade nach unten. Derselbe berichtet, dafs Wollaston in denselben Verhältnissen, aufser nach oben etwas weiter, ein nach allen Dimensionen weiteres Gesichtsfeld besitze. Diese specielle Beschränkung nach den übrigen

*) A. a. O. p. 44.

Seiten aufser der äufseren setzt er in Parallele mit der natürlichen Beschränkung des Gesichtsfeldes durch die Gesichtstheile, namentlich die Nasenwurzel, die Augenbraue und die Wange, ohne diesen Umstand zu einer Erklärung benutzen zu wollen. Wenn nämlich die Fläche der Retina beim gewöhnlichen Vorsichhinsehen unausgesetzt durch schief einfallende Lichtstrahlen in Erregung und Uebung ist, so bleiben diejenigen Partien derselben, denen durch oben angeführte Theile das Gesichtsfeld beschränkt wird, aufser Erregung und Uebung, und sind daher in einem lähmungsartigen Zustande. Das Gesichtsfeld des directen Sehens, welches durch die Bewegungen des Augapfels beschrieben und durch die Umgebungen der Augenhöhle beschränkt wird, bestimmt daher auch jenes des indirecten; je tiefer die Augen liegen, desto kleiner mufs dieses seyn, je mehr sie hervorstehen, desto weiter. Die bisherigen Bestimmungen sind nur von einem Auge hergenommen. Jedoch wird das gesammte Gesichtsfeld, oder die Gesichtssphäre des Menschen, wie sichs von selbst versteht, durch beide Augen und durch die Bewegungen des Halses, des Rückgrats und des Beckens um die Trochanteren in ihrer Vollkommenheit beschrieben, so dafs der Mensch im aufrechten unverrückten Stande die ganze ihn zunächst umgebende sichtbare Welt durch wenige bequeme Bewegungen seinem Bewufstseyn aneignen kann.

Ueber das Gesichtsfeld bei Thieren läfst sich nur nach den Daten der vergleichenden Anatomie und nach ihrem historischen Habitus und ihrer Lebensweise etwas bestimmen. So ist es wahrscheinlich, dafs die zusammengesetzten Augen der Insecten nur ein unvollkommenes Gesichtsfeld des directen Sehens geben. Dieses selbst wird nach Ausbreitung der facettirten Augen, je nachdem sie halbsphärisch und grofs wie bei Fliegen und Libellen, oder halbmondförmig, wie beim Corambix, oder klein und durch andere Kopftheile beschränkt, wie bei Grillen und Wanzen und von dem verschiedenartigsten Umfange seyn. Die einfachen Augen der Insecten sind schon geeignet, Lichtkegel zu bilden, und es mag bei ihnen vermöge ihrer Structur schon ein Unterschied zwischen directem und indirectem Sehen Statt finden. Bei Thieren, wo der Sehnerve gerade in der Achse des Auges eintritt, würde, so sollte man glauben, auch kein Punct des directen Sehens anzunehmen seyn, weil die Eintrittsstelle des Sehnerven nach der Mariotte'schen Erfahrung eines deutlichen Sehvermögens entbehrt. Die Gesichtssphäre kann ferner den Culminationspunct des directen Sehens entweder nach vorne haben, wie beim Menschen, dem Affen, den meisten Fleischfressern, den Eulen etc., oder mehr nach den beiden Seiten des Körpers, wie bei den Pflanzenfressern, den meisten Vögel- und Fischgattungen und Amphibien, oder mehr nach oben, wie bei vielen Schlangen, Rochen, Aalen, dem

Uranoscopus, *Callionymus* etc., oder etwas nach unten, wie bei den Cetaceen. Ueberhaupt wäre es ein eigenes Studium in der Naturgeschichte, aus der Stellung und Bildung des Auges einer jeden Species die Art ihres Gesichtsfeldes und seine Beziehung zur übrigen Lebensweise zu bestimmen, wobei die Form der Pupille nicht zu übersehen wäre, indem z. B. die senkrecht elliptische Pupille der Katzen für den Sprung, die wagrechte der Wiederkäuer mehr für das horizontale Wandeln und sich Umsehen berechnet zu seyn scheint.

Wenn man frägt, wo und von welcher Art die äufserste Gränze des indirect sichtbaren Gesichtsfeldes sey, so kömmt man in eine merkwürdige Verlegenheit, und wird in Folge dieser zu neuen wichtigen Fragen und Aufschlüssen geführt. Gemeinhin werden Unsichtbarkeit und Finsternifs für eins genommen, und die einfachste Antwort auf obige Frage wäre, dafs die äufserste Gränze des Sehfeldes in tiefe Nacht versenkt sey. Und wenn man dann weiter fragte, auf welche Weise diese Finsternifs sich ausbreite, und wo sie sich ende, ob sie das in dem nach vorne sichtbaren Raume begonnene Segment einer Sphäre nach hinten schliefse, und somit die Totalität der Gesichtssphäre als eine halb finstre, halb lichte Kugel vorzustellen sey, so findet man, dafs die eigene empirische Erfahrung dieser Annahme durchaus widerspricht. Das Finstre und Schwarze gehört eben so gut unter die sichtbaren Gegenstände, wie das

Lichte und Farbige. Es behauptet im Sehraume seine Stelle, seine Gestalt und Gränzen, und die Kraft des Sinnes, als Aufmerksamkeit, sammelt sich an demselben, ruht in ihm oder schweift vorüber, wie an jeder andern Lichtqualität, kurz es ist das reine, in sich selbst begriffene, durch keine Lichtwirkung differenzirte Sehen, daher dem Wesen nach mit dem objectiven Sehen homogen, dasselbe begränzend und durch es begränzt, so wie der Schall mit der Stille (einem activen Hinhorchen) gränzt, und die Pause eben so gut zur musicalischen Figuration gehört wie der Ton. Das Finstre hat seine Ausbreitung, seine Ortsverhältnisse, seine Umrisse, und der Gesichtssinn ist in der Construction desselben eben so thätig, wie in jener des Lichten. Etwas ganz anderes findet Statt, wenn man die Aufmerksamkeit über alle Gränzen des indirecten Sehens hinaus anstrengt, um die objective Beschaffenheit dieser Regionen wahrzunehmen; dann präsentirt sich die Unsichtbarkeit nicht als ein dunkles Nicht-Leuchtendes, sondern die sinnliche Aufmerksamkeit, die hier aufhört, in der Sehkraft nach aufsen thätig zu seyn, verwandelt sich in die Thätigkeit der Imagination, und der Erfolg des Sehens über die Gränzen des Sichtbaren ist nichts, als ein unbestimmtes subjectives Träumen von Gesichtsgegenständen ohne Objectivität, analog demjenigen, was man erfährt, wenn man auf etwas Gesehenes sich zu erinnern vergebens bemüht ist, oder, bei thätiger Einbildungskraft, ein unmittelbarer Uebergang des Sehens ins Imaginiren eines Sichtbaren. Das Sehfeld ist also nicht durch einen objectiven sichtbaren Sehraum begränzt und beschlossen, sondern durch einen subjectiven, der Gesichtsphantasie gehörigen, und seine Totalität ist als eine zum Theil reale, zum Theil ideale Kugel zu betrachten. Etwas ganz entgegengesetztes findet im Gehörsinne Statt, der von allen Puncten der Circumferenz einer Sphäre Eindrücke empfängt, und dessen Empfindungsraum mit einer durchaus realen zugleich und idealen Kugel oder Puncte zu vergleichen ist.

Ein ähnliches Verhältniſs mag bei Schwäche der ganzen Netzhaut oder bei vollkommener Lähmung der Sehkraft in einzelnen Stellen derselben eintreten. Die einzelnen gelähmten Stellen werden sich nicht als dunkle Flecken darstellen, sonst müſste die Sehkraft noch in ihnen wirksam seyn, und der Sehsinn müſste ihnen noch Gestalt und Ort geben können. Da sie also überhaupt aus aller Sphäre der Sehkraft gerückt sind, und dem Gesichte eben so wenig angehören wie sonst einem andern Sinne, so kömmt ihnen auch kein Ort im Sehraume zu, viel weniger eine Farbe, Leuchtung oder Dunkelheit. Diejenigen Bilder also, die sich nahe an solchen gelähmten Stellen der *Retina* befinden, werden über und durcheinander zu schwanken scheinen, weil sie alle mit gleichem Rechte neben und auf den der Sehkraft beraubten Ort bezogen werden können. Man denke sich, dafs ein beträchtlicher Theil in der Mitte der *Retina* z. B. von 2 Linien Durchmesser der Sehkraft beraubt wäre.

Es wird vorerst nichts vorhanden seyn, wodurch die Lücke in der Mitte des Gesichtsfeldes ausgefüllt würde. Wäre die Sehkraft an der angenommenen Stelle wirksam und nur durch ein organisch Trübendes (wie z. B. beim grauen Staar oder beim Drucke aufs Auge, oder bei einzelnen alienirten Stellen der Netzhaut) nur durch Verhinderung des äufsern Eindrucks auf sich selbst reducirt, so müfste dort die schwarze oder sonst eine subjective Farbe erscheinen, und das Gesichtsfeld würde etwa als ein Ring von sichtbaren Gesichtsbildern mit einem dunkeln Kreisflecke in der Mitte sich darstellen. Da aber vorausgesetzt wird, dafs an dieser Stelle die Sehkraft durchaus nicht thätig ist, so wird hier auch nicht einmal ein dunkler Fleck erscheinen können, sondern sie ist im Gesichtsfelde gar nicht vorhanden, und die in deren Umkreise gelegenen Bilder werden gegeneinander zusammenrücken, diejenigen Antheile der äufseren Gegenstände hingegen, deren Eindruck gerade auf jenen Fleck fällt, gar nicht zur Erscheinung kommen, und nur erst durch die Bewegung des Auges ins sichtbare Gesichtsfeld eintreten. Es werden also Gegenstände von einer gewissen Länge verkürzt erscheinen und in ihrer Mitte mangelhaft, ohne dafs die Continuität ihrer Längendimensionen unterbrochen wäre: so werden einzelne Wörter Lücken von Sylben und Buchstaben haben, oder einzelne Sylben unbestimmbar über und durcheinander schweben, und alles nur wie mit indirectem Sehen erfafst, auch das Gesichtsfeld kleiner als in der Regel seyn. Trifft die Lähmung die Hälfte der *Retina*, so dafs die Gränze durch den Achsenpunct geht, so werden alle Gegenstände, nach denen die Achse des Auges sich richtet, zwar deutlich, aber halbirt erscheinen, ohne dafs man sagen könnte, dafs die Hälfte davon durch Dunkelheit bedeckt sey, sondern jede Reflexion in die unsichtbare Hälfte wird eine Verwirrung des Sinnes zur Folge haben.

Nach diesen Bestimmungen der Gränzen des directen und indirecten Gesichtsfeldes gehe ich zu einer näheren Erörterung der materiellen Bestandtheile des indirecten Sehens über.

1. Einer der merkwürdigsten in diesem Gebiete gemachten Funde ist die durch Edmund Mariotte 1668 zuerst entdeckte sogenannte Blindheit der Eintrittsstelle des Sehnerven. Es wäre hier überflüssig, ausführlicher hievon zu reden. Ich habe schon mehrere Methoden, diese Stelle zur Anschauung zu bringen, angegeben; hier noch eine. Ich stelle mich ins Sonnenlicht, wende das Auge stark nach innen, und lasse den Focus einer Linse von $\frac{1}{2}$ — 1 Zoll Brennweite durch die *Sclerotica* ins Innere des Auges fallen: sogleich erscheint die Gefäfsfigur in ihrer gröfsten Ausbreitung und Verzweigung (besonders wenn man die

Linse mäſsig auf und nieder bewegt) und die Eintrittsstelle des Sehnerven als ein dunkler Kreis mit einem schönleuchtenden hellen Lichtnimbus umgeben. Der Versuch gelingt eben auch gut beim Kerzenlichte.

2. Eine im Gesichtsfelde des indirecten Sehens Statt findende Eigenschaft der Sehkraft ist die, daſs sie dort viel früher erschöpft und gegen äuſsere Eindrücke unempfindlich wird, als im Achsenpuncte des Auges, wo das directe Sehen seinen Sitz hat. Es zeigt sich als ein partielles Verschwinden und Wiederaufgehen einzelner kleiner Gesichtsbilder, dergleichen auch sonst bei unüberwindlicher Schläfrigkeit und nach übermäſsiger Anstrengung des Auges sich einfindet. Troxler *) hat dieses Phänomen zuerst als ein Experiment aufgestellt, auch Brewster **) hat es berücksichtigt. Ich habe davon an einem andern Orte ***) ausführlicher geredet, und es durch Erweiterung und Ergänzung des Versuchs auf eine, wie ich glaube, vollkommen befriedigende Weise erklärt, wobei sich ergab, daſs Verminderung der Receptivität gegen äuſsere Potenzen von einer subjectiven erhöhten Spontaneität begleitet und bedingt ist, was als physiologisch-pathologisches Naturge-

*) Himly's und Schmidt's ophthalm. Bibliothek, Bd. II, St. 2. p. 1.

**) *Annals of Philosophy by Thomson.* Bd. XI. p. 151.

***) Beiträge zur Kenntniſs des Sehens in subjectiver Hinsicht, p. 76.

setz allerdings eine allgemeinere Wichtigkeit hat, als das specielle Experiment.

3. So wie im Felde des indirecten Sehens kleinere Gegenstände bei längerer Anstrengung vollkommen verschwinden, so erfahren größsere Theils ein Undeutlichwerden ihrer äußsern Umrisse, Theils ein Unscheinbarwerden ihrer Farbenqualitäten.

Wenn man am Rande des oben beschriebenen gradirten Bogens langsam von außsen gegen den Punct des directen Sehens ein gefärbtes Quadrat bewegt, so hat man Anfangs bloſs den Eindruck von einem der Gestalt und der Farbe nach unbestimmbaren Etwas, das sich vorwärts bewegt. Jede Anstrengung, Gestalt und Farbe näher zu unterscheiden, macht das Object gänzlich verschwinden; eben so schnell verschwindet es, wenn man die Aufmerksamkeit im Puncte des directen Sehens fixirt. Dieſs findet bei einem Winkel (nach außsen) von 110—90 Graden Statt. Unter 90 Grad beginnt schon die Farbenqualität und die Gestalt, aber noch immer sehr unbestimmt, bemerkbarer zu werden. Jedoch zeigt sich bei der Farbe mehr das allgemeine Schattige oder Lichte, so wie es sonst allmählich bei eintretender Dunkelheit des Abends an den vergehenden Farben der Gegenstände zur Erscheinung kömmt.

Zinnober zeigt sich am äußsern Augenwinkel von 90—70 Graden blaſs fahlgelb, wird dann orange, und geht allmählich gegen das Centrum des Gesichtsfeldes in seine reine Farbenqualität über; am innern Augenwinkel findet man dasselbe von 60 Graden an; ein schönes reines Purpur zeigt sich am äufsern Augenwinkel bei 90 Graden schwarz, bei 80 Graden blau, bei 70 Graden violett, und beginnt erst bei 50 seine eigenthümliche Farbe anzunehmen; hellblau erscheint bei 90 Graden weifs, nimmt jedoch schon bei 80 Graden und den folgenden seine eigene Farbe an; ein gesättigteres Blau zeigte sich gleich bei seinem ersten Eintreten ins Gesichtsfeld als solches; violett erscheint bei 90 Graden schwarz, bei 80 und 70 Graden blau, und erst bei 60 Graden und den folgenden als solches in verschiedenen Nuancen; ein gesättigtes Grün zeigte sich schwarz bei 90 und 80 Graden, von da fing seine Farbe an, sich zu entwickeln; das helle Gelb präsentirte sich gleich beim ersten Eintreten als solches, eben so orange; rosenroth war erst weifs, seine Farbe entwickelte sich erst beim 70sten Grade; ein Blatt von *Origanum majus* zeigte sich bis zum 40sten Grade erst trübe, dann immer heller gelb, und von da durch Gelbgrün zu seiner eigentlichen Farbe. Am innern Augenwinkel und eben so in der Richtung nach oben und unten treten diese Farbenveränderungen noch früher ein, so wie überhaupt nach dem schon früher Bemerkten hier das Gesichtsfeld beschränkter ist.

4. Es ist kaum auszusprechen, wie schwierig es bei diesen Versuchen erscheint, die Umrisse des Gegenstandes bei gröfserer Entfernung vom Centrum des directen Sehens genau zu fassen; immer scheint

scheint der Raumsinn das Oben mit dem Unten, ein Seitliches mit dem andern verwechseln zu wollen, die Ecken erscheinen gar nicht oder nur augenblicklich, und verschwinden wieder. Eben so ist das Urtheil über die Gröfse des Gegenstandes sehr unbestimmt, indem dieser, wie man ihn zu fassen sich bestrebt, bald sich verkürzt, bald verlängert, bald verengt, bald ausbreitet.

5. So wie die Farben mit weniger Intensität im Gesichtsfelde des indirecten Sehens einwirken, so lassen sie auch einen kürzern, weniger intensiven Eindruck zurück, und das Blendungsbild scheint, wenn nicht früher ganz zu verschwinden, doch früher unbemerkbar zu werden. Und so kann man nach allen diesen Daten das Gesichtsfeld, aufser einem bis anderthalb Graden, wo im Achsenpuncte des Auges die Stelle des directen Sehens sich findet, als amblyopisch betrachten, und nur diese als oxyopisch.

6. Im Allgemeinen haben die undeutlichen Anschauungen des indirecten Sehens, besonders an dessen äufserster Gränze, Aehnlichkeit mit solchen Bildern der Erinnerung, die uns nicht selten undeutlich vorschweben, ohne dafs wir vermögend sind, sie vollkommen ins Gedächtnifs zu rufen, wie z. B. das Bild einer Person, das uns beim Nennen des Namens dunkel vor dem Sinne erscheint, ohne dafs wir im Stande sind, die Umrisse im vollkommenen Lichte der Imagination anzuschauen. Man versuche nur, bei durch directes

Sehen fixirtem erstem Buchstaben eines längern uns unbekannten Wortes die übrigen Buchstaben und Sylben durch indirectes Sehen deutlich wahrzunehmen und zu unterscheiden, und man wird sogleich die sonst bei vergeblichen Erinnerungsbemühungen eintretende beängstigende Empfindung in Erfahrung bringen. Bei vorher bekannten Zügen hingegen ist oft das undeutlichste indirecte Sehen hinreichend, uns das Ganze zur klarsten Erinnerung zu bringen. Wenn man z. B. Thier- oder Pflanzenabbildungen nebst ihren Namen seinem Gedächtnisse einprägt, und sodann wiederholend sie vor das Auge bringt, um sich bei deren Anblick von freien auf den Namen zu erinnern, so ist bei vorkommender Häsitation das flüchtigste unvollkommenste Erblicken der beigeschriebenen Benennung hinreichend in uns, die Erinnerung zu erwecken. Man sieht hieraus, welche innige Beziehung das wirkliche Sehen mit dem Imaginiren hat, und wie eins das andre unterstützt.

7. Wenn für Kurzsichtige schwarze Puncte von einigen Linien Durchmesser an einer weifsen Wand in der Entfernung einiger Klaftern nicht mehr fürs directe Sehen sichtbar sind, so erscheinen sie sogleich wieder, wenn das Auge 20 bis 30 Grade zur Seite gewendet wird, und diese mit indirectem Sehen aufgefafst werden. Diese Erscheinung würde beweisen, dafs die Kurzsichtigkeit des Myops im Felde des directen Sehens gröfser ist, als in jenem des indirecten. Ich werde auf diese

Beobachtung bei dem Capitel über das Ferne- und Nahesehen wieder zurückkommen, und erwähne ihrer nur, in so fern sie wenigstens der einen Bedingung nach hieher gehört.

8. Es ist schwer zu bestimmen, ob das deutlichere Sehen im Achsenpuncte der Retina von der dort größsern Intension des Lichtkegels, indem die Linse nach ihrer ganzen Breite gerade gegenüber steht, oder von einer eigenthümlichen Organisation und einer nähern Beziehung zur Seelenkraft an dieser Stelle abhängt. Daſs diese sich organisch auszeichnet, beweist schon Sömmering's gelber Fleck. Eben so sehe ich bei den lebhaftesten Erscheinungen der Aderfigur diese Stelle jedesmal rein von allen Gefäſsen; wenn die glänzende Raute der Druckfigur erscheint, so bleibt diese Stelle am längsten frei von aller Trübung, und beim allmählichen Entweichen der Figur heitert sie sich auch immer zuerst auf.

9. Ueber die Bedeutung von Sömmering's gelbem Flecke in Beziehung auf unsern gegenwärtigen Gegenstand hegte ich einige Zeit folgende Meinung. Ich dachte mir die gelblichen Ränder, welche die mittlere durchsichtige Stelle scharf begränzen, analog den äuſsersten Enden eines Tastorgans, bestimmt die feinsten Umrisse der Gegenstände nach allen Richtungen zu betasten, so wie allenthalben zur deutlichen Empfindung des Heterogenen genaue organische Begränzung des Sinnorganes gehört. So wie die Hautnerven auf der

ganzen Oberfläche Theils divergirend, Theils parallel in Nervenpupillen ausgehn, um durch allseitige willkührliche Bewegungen den Gränzen solider Gegenstände entgegengeführt zu werden, so dachte ich mir, gingen sie in der Retina convergirend um das Centralloch aus, dessen innerer Rand durch die Bewegungen des Augapfels in der Dimension der Fläche an den Gränzen der Gesichtsbilder herumgeführt würde. Daſs das Centralloch selbst nicht gesehen werde, könnte dadurch erklärt werden, daſs ihm überhaupt Sehnervenmasse mangele, also auch der Sinn.

Obgleich ich gegen diese Ansicht, weil ich sie nicht objectiv durchzuführen vermag, gleichgültig geworden bin, so halte ich sie doch, da sie sich an etwas Allgemeines anschlieſst, für einen Wink zu weiterer Forschung in einem der auffallendsten Phänomene der Nervenphysik. Auch folgende Betrachtung gehört hieher. Die Nervenmasse steht in den verschiedenen Stellen ihrer Ausbreitung zum bewuſstseyenden Princip, zur Seele, in sehr verschiedenen näheren und entfernteren Beziehungen. Diese Intensionsgrade der Relation des Materiellen zum Psychischen sprechen sich in verschiedenen Graden der Dunkelheit und Klarheit der Empfindungen aus. An der äuſsersten Peripherie des Bewuſstseyns scheinen die vegetativen Nerven zu liegen: geringere Grade ihrer Empfindung, so lange sie sich nicht zum Schmerz oder zur Lust steigern, kommen mehr nur durch eine frohe oder bange Ahndung zum Bewufstseyn; dann folgen die Sinnesnerven nach ihrer bekannten Steigerung, bis im Auge der relativ höchste Grad erreicht wird. Auch hier sieht man das Bewufstseyn im Centrum und gegen die Peripherie hin verschieden vertheilt, und wird beim Erklärungsversuche dieses Phänomens das auf das Allgemeinere, was im gesammten Nervensysteme Statt hat, hingetrieben. Hier begegnet uns ebenfalls das Gesetz, dafs gerade an den äufsersten Enden und Ausgängen des Nervensystems im Vergleiche mit den radiellen Theilen, die Bewufstigkeit am höchsten gesteigert ist, was uns wieder in Hinsicht aufs Auge dahin zurückführt, dafs am Centralloche, als dem Puncte des deutlichsten Sehens, eine Ausgangsstelle der Sehnervenfasern seyn möge.

10. Merkwürdig ist das psychische Verhältnifs der Aufmerksamkeit zum Gesichtsorgane, welches sich bei näherer Betrachtung des Gesichtsfeldes ergibt. Man kann die Aufmerksamkeit in einzelnen Puncten oder Linien sammeln, oder im ganzen Gesichtsfelde zerstreuen. Beide Thätigkeiten des Sinnes stehen mit einander im Antagonismus. Je intensiver die Aufmerksamkeit bei directem Sehen auf eine einzige Stelle concentrirt wird, desto mehr verschwindet das übrige indirecte Gesichtsfeld dem Bewufstseyn; starrt man hingegen ins Unbestimmte vor sich hinaus, so bemerkt man das vielfache Aufsereinander, aber desto weniger Klarheit hat der Punct des directen Sehens.

Die Deutlichkeit des indirecten Sehens läſst sich durch Uebung steigern. Man kann die Aufmerksamkeit im Gesichtsfelde des indirecten Sehens, ohne das Auge zu bewegen, von Punct zu Punct fixiren, und in Linien herumführen. Die Anschauung, sagt Fichte oftmals, ist Linien ziehend. Dieſs gilt vorzüglich von der des Gesichtssinnes. Sie würde sich jedoch auf einem sehr engen Pfade bewegen, wenn nicht die Gleichzeitigkeit des indirecten Sehens die Totalität der Eindrücke festhielte, und hiemit schon im Sinne selbst ein Analogon der Phantasie und des Gedächtnisses bildete.

11. Die Fertigkeit im indirecten Sehen ist ein wichtiges Organon bei subjectiven Augenbeobachtungen. Denn, da bei denselben das Innere des Auges selbst zum Objectiven wird, und dieses subjective Gesichtsfeld nur einen einzigen Punct dem directen Sehen darbietet, so müssen alle auſserhalb diesem vorgehende Erscheinungen durch indirectes Sehen erfaſst werden. Bei einer systematischen Bearbeitung der Lehre von den subjectiven Gesichtsphänomenen müſste man also, um methodisch zu verfahren, das Capitel vom indirecten Sehen schon in den Prolegomenen abhandeln.

12. Auſser dem Achsenpuncte des Auges, wo das directe Sehen in seiner gröſsten Intension Statt hat, ist noch um diesen herum eine nicht genau bestimmbare Fläche von einigen Graden Durchmesser, wo die Qualitäten der Gesichtsempfindungen, so wie auch die Umrisse der Formen an Klarheit

und Deutlichkeit denen im Achsenpuncte am nächsten kommen. Diese Eigenschaft dient dem Auge, die Qualitäten und Formen der Gesichtsgegenstände, die in diesen Umkreis fallen, deutlich wahrzunehmen, ohne nöthig zu haben, alle ihre einzelne Stellen mit dem Achsenpuncte durchzulaufen, also eine Coëxistenz in die Gesichtswahrnehmungen zu bringen, wodurch die Lebhaftigkeit der Anschauung erhöht wird. Wir bedienen uns dieses kleinern Gesichtskreises des deutlichern Sehens vorzüglich beim Lesen, und überhaupt beim Anschauen kleiner und verkleinerter Gegenstände in der Nähe und in der Ferne, wo sich uns ganze Sylben und Worte, oder sonst andere Gesichtseinheiten desto lebhafter und intensiver darstellen, je weniger die Aufmerksamkeit im Raume sich auszubreiten und zu zerstreuen braucht. Auch beim Fernesehen umfaſst derselbe eine weit gröſsere Anzahl Objecte als beim Nahesehen, weil nach den Gesetzen der Perspective desto mehrere in diesen Umkreis fallen, je entfernter sie sind. Beim Schreiben und beim Zeichnen gestattet uns diese Breite des deutlichen Sehens, den Zielpunct der Bewegung festzuhalten, und zu gleicher Zeit die vorliegende Grundfläche nach jedesmaligem Vorbilde oder Idee Linien ziehend zu bezeichnen.

Beim Anschauen symmetrischer, paralleler oder in Gegensätzen gezeichneter Figuren werden wir durch dieses gleichzeitige Festhalten der Formen bei kleineren Gegenständen in Stand gesetzt, in jedem Momente der Anschauung fast ohne Vermittelung der Imagination und des Gedächtnisses das sinnliche Vergleichungsurtheil (wenn man so sagen darf) zu fällen. Durch diese Gleichzeitigkeit in der Anschauung vermag der Totaleindruck der Gestalten in seiner ganzen Lebendigkeit aufgenommen zu werden, und die Gegenstände gewinnen Character, eine physiognomische, fast ans Specifische gränzende Einwirkung. Insbesondere aber ist in Beziehung zur Imagination und zum Gedächtnisse die Breite des deutlichen Sehens von keiner geringen Wichtigkeit.

Es ist nicht gleichgültig, ob man eine Gestalt in der ihr angemessenen Ferne und Verkleinerung, wo sie gröfstentheils oder ganz in diese Sphäre fällt, aufgefafst hat, oder in zu grofser Nähe, wo man sie nur ruckweise übersehen kann. Eben so wenig ist es gleichgültig, ob eine Form in grofsem oder in verkleinertem Mafsstabe uns geboten wird, indem davon der Totaleindruck abhängt, der um so lebhafter ist, je mehrere Puncte erhöhter Intension des Bewufstseyns er enthält, und in je kürzerem Zeitabschnitte die Anschauung vollbracht wird. Somit wird auch das Object von der Imagination lebhafter erfafst, und inniger dem Gedächtnisse anvertraut. Daraus dürfte sich ergeben, dafs es gut sey, den Kindern klein gezeichnete Abbildungen der Gegenstände vorzulegen, wie schon Jean Paul in seiner Levana anräth.

Ich erinnere mich noch mit grofser Lebhaftigkeit der Bildchen des ehemals in einigen Schulen gebräuchlichen *Orbis pictus* des Amos von Comen, da mir gröfser gezeichnete Bilder seit jener Zeit längst entschwunden sind. Es wäre ein verdienstliches Unternehmen, eine *Encyclopaedia universalis minutissima* aller bildlich darstellbaren Natur- und Kunstgegenstände für grofse und kleine Kinder zu liefern, wo die dem Auge dargebotenen Anschauungen eines jeden Fachs in der gröfstmöglichsten Contraction ausgeführt wären. Etwas dem Aehnliches findet sich in Wildenow's Kräuterkunde, in Oken's Kupfertafeln zu seiner gröfseren Naturgeschichte, ferner äufserst sauber auf dem Umschlage zu Dingler's technischem Journale. Eine in diesem Sinne geführte Bearbeitung der Graphik könnte allmählich eine allgemein verständliche Hieroglyphenschrift oder vielmehr Zeichensprache herbeiführen, die für die Fortschritte der Wissenschaft und Kunst und für ihre allgemeinere Verbreitung von Nutzen wäre.

13. Nicht ohne Wichtigkeit für die Deutlichkeit des directen Sehens ist die Undeutlichkeit des indirecten. Denn da zum Behufe des deutlichen Sehens beide Augen nach Mafsgabe der Entfernung des Gegenstandes jedesmal so gerichtet werden, dafs ihre Achsen an dem Gegenstande selbst convergirend sich berühren, so ist dieser Punct der Convergenz der einzige, beiden Gesichtsfeldern gemeinschaftliche, und wird daher einfach gesehen,

indessen alle übrige, deren Objecte vor oder hinter dem Durchschnittspuncte der Achsen zu liegen kommen, doppelt erscheinen müssen.

Wenn nun das indirect Gesehene mit eben solcher Klarheit und Deutlichkeit sich darstellte, wie das direct Gesehene, so müſste ein groſses Gewirre vor, neben und hintereinander befindlicher gleich und ungleichartiger Gesichtsbilder des einen und des andern Auges vor dem Sinne schweben, was nur mit der gröſsten Anstrengung der Besinnung in seiner objectiven Ordnung zu erfassen wäre. Zur gröſsern Veranschaulichung des Gesagten sehe man Fig. 2.

Es sey a der Gegenstand, in dem sich beide Achsen vereinigen, d e sey die Profillinie derjenigen Fläche, deren gesammte Puncte gleiche perspectivische Entfernung mit a vom Auge haben, und welche durch die Gesammtheit derjenigen Orte bestimmt wird, in denen die Augenachsen bei verschiedenen Wendungen der Augen gleiche Winkel ihrer Convergenz bilden (die über das ganze gemeinsame Gesichtsfeld beider Augen fortgesetzte Fläche dieser Linie ist in der Nähe des Auges Segment eines Ellipsoids, davon jedes Auge im Focus liegt, und nähert sich bei immer gröſserer Entfernung des Gegenstandes dem Segmente einer Sphäre, indem bei Verlängerung der Vectoren die constante Distanz beider Focus unter einander einen immer kleineren Divisor der Vectoren bildet, also immer weniger in Rechnung kömmt), b und c sind Gegenstände vor und hinter der Distanzfläche d e. Diese senden für jedes Auge einzelne Bilder, die im Verhältnisse zum Gegenstande a auf der Distanzfläche d e in c′ c″ und b′ b″ gesehen werden. Eine ähnliche Construction ließse sich für jeden andern Punct aufser a, b, und c des directen und indirecten Sehens vornehmen, um zu beweisen, welche Verwirrung und Vervielfachung, welches Durcheinander auf der gemeinschaftlichen Sehfläche beider Gesichtsfelder entstehen müfste, wenn nicht unsere Sehkraft sowohl in der Breite durch die Schwäche des indirecten Sehens, als auch in der Tiefe durch die beschränkte Distanz des deutlichen Sehens, endlich durch die Unmöglichkeit, die Aufmerksamkeit des Sinnes auf mehrere Gegenstände mit gleicher Intension zu heften, auf eine wohlthätige Weise beschränkt wäre. Man sieht aus dieser Betrachtung, dafs der Perspectivmaler immer nur für ein einzelnes Auge arbeiten kann, wozu ihn diese ursprüngliche Beschränktheit des Sinnes ohnediefs von selbst leitet.

14. Wesentlich richtig ist das indirecte Sehen, um objective Bewegungen im Gesichtsfelde wahrzunehmen und zu Anschauungseinheiten aufzufassen. Zur Wahrnehmung und Auffassung der objectiven Bewegung eines begränzten Gegenstandes gehört ein System relativ ruhender sichtbarer Stellen, gegen welche der bewegte Körper seine Raumverhältnisse, Richtung und Entfernung in jedem Zeitmomente abändert. Dieses gleichzeitig im Rau-

me Existirende, woran die Bewegung als an einem Beharrenden wahrgenommen wird, ist nur durch die Breite des indirecten Sehens gegeben. Wäre nur die einzige Stelle der Achse des Auges für die äuſsern Wahrnehmungen offen, so würden wir das bewegte Object entweder bloſs bei ruhendem Auge als eine momentan vorübergehende Erscheinung bemerken, oder wenn wir dasselbe mit Bewegungen des Auges verfolgen wollten, so würde das Auge am Objecte fixirt, und das Object selbst ruhend erscheinen, weil es sonst keine andere sichtbare unbewegte Stellen auſser ihm gäbe, an deren relativer Ruhe seine Bewegung bemessen werden könnte.

Man kann sich von dem Gesagten sehr leicht durch die unmittelbare Anschauung überzeugen, wenn man sein Gesichtsfeld durch mechanische Vorrichtung so beschränkt, daſs das indirecte Sehen aufgehoben, und nur eine kleine Stelle des directen frei gelassen wird. Ich lieſs mir daher zwei Sehröhrchen *) mit breiten Ansätzen (a) und trichterförmig ausgehöhlten Vorstöſsen, um diese bequem ans Auge anlegen, und allenfalls entsprechende Brillengläser damit vor den Tubulus sperren zu können, verfertigen. Ihre Länge muſs wenigstens der Distanz des individuellen deutlichen Sehens (für mich 7 Zolle) gleich seyn, oder wenn sie kürzer ist, die Oeffnung verhältniſsmäſsig verengt werden,

*) Siehe Fig. 5.

weil sie, je näher dem Auge, ein desto gröfseres Gesichtsfeld offenbart. Ja, die Durchmesser der Oeffnungen jedes der Röhrchen müssen verhältnifsmäfsig ungleich seyn, wenn man, was bei vielen der Fall ist, an beiden Augen ungleichsichtig ist. Diese Röhrchen werden vor die Augen gebunden, und ihre Achsen den Achsen der Augen conform oder disform, je nachdem es der Versuch fordert, eingerichtet. Man kann sich auf keine deutlichere Weise von der Wichtigkeit des indirecten Sehens überzeugen, als wenn man sich die Mühe nimmt, mit Hülfe dieser Sehröhrchen Gestalten und Bewegungen der Gegenstände aufzufassen. Ich empfehle einem jeden, den die Phänomene des Sehens überhaupt interessiren, sich diesen kleinen Apparat zu verschaffen.

Die Beschränkung des Sehens, die wir dadurch erfahren, ist wahrhaft überraschend, und bringt uns die Freiheit und Herrlichkeit des offenen Auges zum deutlichsten Bewufstseyn.

Zur Auffassung zusammengesetzter Bewegungen, wo es unmöglich wäre, mit einer einzigen, deutlich sehenden Stelle mehrfache gleichzeitige Ortsveränderungen zu verfolgen, ist das indirecte Sehen von der gröfsten Wichtigkeit. Schon das einfachste von solchen Bewegungssystemen, z. B. ein um seine Achse gedrehtes Rad würde ohne indirectes Sehen unauffafsbar seyn, um so weniger zusammengesetztere Bewegungsgruppen, wie die des Feuerwerks und gröfserer Maschinen und Mühlwerke.

Alle mechanische Beschäftigungen, wo die Aufmerksamkeit einen Punct fixirt erhalten muſs, indeſs andere Objecte des Gesichtsfeldes, Hände, Werkzeuge und die zu bearbeitenden Gegenstände in Bewegung sind, ferner die gymnastischen Bewegungen, die Balancirkünste und andere kunstreiche Handübungen, wie beim Kugelspiele der indischen Jongleurs etc., fordern im hohen Grade die Mitthätigkeit des indirecten Sehens, um mit gehöriger Präcision ausgeführt zu werden.

15. Endlich ist auch der mimische Character des directen und indirecten Sehens nicht zu übersehen. Wenn wir etwas mit directem Sehen fixiren, so convergiren beide Achsen im Objecte, das Auge ist unbeweglich, nach der Nähe oder Ferne des Gegenstandes, tiefer in die *Orbita* gezogen oder etwas hervorgetrieben, die Pupillen verengter, oder offner. Beim indirecten Sehen hingegen stehen die Augenachsen parallel, der Augapfel starrt aus seiner Höhle hervor, das Auge sieht ins Unbestimmte hinaus, die Pupille ist weit offen. Obgleich aber das letztere für das Sehen überhaupt von der gröſsten Wichtigkeit ist, so ist es doch, wo es ausschlieſslich getrieben wird, meistens in schlechtem Dienste. Bald dient es der Eitelkeit, der Koketterie, um von der Seite zu erspähen, ob anderer Blicke auf sie gezogen werden, bald der List und Schlauheit, um auf eine scheinbar harmlose Weise zu erfahren, was rings herum vorgeht.

Bei der Zerstreuung und Vertiefung findet es mehr auf eine negative Art Statt, nämlich als Mangel des directen Blickes, hieher gehören der Blick des Entzückens, des tiefen Denkens, des stillen Phantasirens, des sich Erinnerns, sich Fassens, des Zweifels des werdenden Entschlusses, der Andacht, der schwärmenden Hoffnung.

II. Die galvanische Lichtfigur.

Ich habe schon vor mehreren Jahren die galvanische Lichtfigur beobachtet und beschrieben. Daſs seitdem die Physiker und Physiologen diesen gewiſs nicht unwichtigen Gegenstand noch nicht näher gewürdigt haben, liegt vielleicht mehr in zufälligen Localitäten, als in der Constellation der Wissenschaft. Ich kehre daher in einer Zeit, wo die allgemeine Aufmerksamkeit auf die galvano-magnetischen Phänomene aufs höchste gesteigert ist, auf diesen Gegenstand wieder zurück, in der Hoffnung, vielleicht dieſsmal einige Theilnahme den Naturforschern abzugewinnen, und damit einen oder den andern Mitarbeiter in meinen subjectiven Untersuchungen, die nur durch Concurrenz individueller Beobachtungen Beglaubigung und erfahrungsmäſsige Haltung gewinnen können, zu erwerben.

Farbe des galvanischen Lichtscheins.

Mit dem allerersten Auftreten des Galvanismus konnte auch der galvanische Lichtschein nicht unbemerkt bleiben; jedoch wurde er immer nur in dieser Allgemeinheit und Unbestimmtheit (als bloſser Lichtschein) beobachtet und ausgesprochen.

Nur Ritter, der mit erfreulicher Lebensfrische das Gesammte der galvanischen Erscheinungen ergriff und verfolgte, richtete auch seinen Blick auf das mehr Specielle des galvanischen Blitzes. So wie er allenthalben den polaren Gegensatz aufsuchte, so muſste sich ihm dieser auch hier zuerst in den Farben darbieten. Wahrscheinlich hat ihn die damals herrschende Vorstellung von der Reihe der Regenbogenfarben, als polarer Linie, verleitet, violett und roth als polare Farbengegensätze anzunehmen, und sie auch in seiner Erscheinung zu finden; jedoch muſste er die Wirkung der Maschine sehr hoch steigern, bis er sich zu dieser Annahme zwang. Bei geringeren Graden fand er, wenn der Zinkpol ans Auge gebracht wurde, einen bläulichen, wenn der Kupferpol, einen röthlichen Lichtschein. Bei höherer Steigerung der Kraft steigerte sich der erstere in helles Roth, der letztere in ein intensives Blau. Das Roth läſst er aus dem anfänglichen Blau durch Uebergänge ins Grün und Gelb entstehn, und so muſs ihm auf dem entgegengesetzten Wege das anfänglich schwache Roth durch Gelb und Grün ins Blau übergehn *).

Wir sehen in beiden Fällen die Reihe der Regenbogenfarben ihn imponiren. Wäre schon damals

*) S. Gilbert's Annalen. Bd. XIX, p. 6. et seq.

damals der Gegensatz der Farben mit der Klarheit ausgesprochen worden, wie es Göthe in seiner Farbenlehre that, und Runge an seiner Farbenkugel veranschaulichte, so wäre es Rittern ein Leichtes gewesen, denselben Gegensatz im galvanischen Lichtscheine wieder zu finden. Durch diese Bemerkungen will ich Ritter's Verdienste nicht geschmälert haben, und indem ich zeige, wie leicht es sey, bei subjectiven Untersuchungen in das *Errare humanum* zu gerathen, schärfe ich die Critik nur mehr gegen mich selbst. Bei geringeren Graden der galvanischen Wirkung läſst sich die Farbe des Lichtscheines nicht genau bestimmen, man kann sie höchstens als ein schwaches Grau ansprechen; erst bei höheren Graden zeigt sie sich am Kupferpole hellviolett, von der Art, wie uns oftmals der Gewitterblitz oder der electrische Funke erscheint; beim Zinkpole hingegen zeigt sich der Lichtschein als ein gelblicher Dunst, der sich über einen schwarzen Hintergrund zieht. Dieſs im Allgemeinen; über die speciellere örtliche Vertheilung dieser Farben im Gesichtsfelde später bei der Beschreibung der galvanischen Lichtfigur selbst. Die Intension ist ungleich gröſser beim violetten als beim gelben Lichtscheine. Ich habe bisher bei meinen Untersuchungen die Steigerung der Säule bis zu 60 Plattenpaaren (die Platte zu 3 Zolle Durchmesser) mehr als hinreichend gefunden, besonders wenn man feines Löschpapier zum Träger des Salzwassers wählt.

Das allmähliche Bauen der Säule von 15, 30 bis 60 Paaren machte nur in der Intension, nicht in der Farbe einen Unterschied, und höher konnte ich den Versuch nicht fortsetzen, wegen der Heftigkeit der Wirkung aufs Auge.

Bei den Beobachtungen über die Farben des galvanischen Lichtscheins im Allgemeinen ist es gut, zur Abwechslung die Entladungen, besonders wenn sie sehr stark sind, nicht bloſs am Auge oder in dessen Nähe, sondern auch am Hinterhaupte, im Nacken, an der Brust, in der Herzgrube geschehen zu lassen, auch aus dem Grunde, damit er in seiner gröſsten räumlichen Unbestimmtheit erscheine, und somit die Aufmerksamkeit mehr auf seine Farbe, als auf seine Gestaltung hingeleitet werde. Es versteht sich von selbst, daſs man, um zu reinen Resultaten zu gelangen, im Finstern experimentiren muſs.

Ich fand bisher nur den Gegensatz des Violetten und Gelben; vielleicht gibt es auch Bedingungen, wo jener des Rothen und Grünen, des Orangen und Blauen in die Erscheinung gerufen werden könnte.

Ich machte auch den Versuch, ob diese subjectiven Farben den Eindruck der objectiven modificiren, und fand, daſs das Lichtgelbe durch den violetten Lichtschein noch mehr erblaſste, das Lichtviolette durch den gelblichen ergraute.

Galvanische Lichtfigur bei leitender Berührung des Augapfels selbst.

Wenn sich in der Säule noch keine sehr kräftige Wirkungsintension entwickelt hat, was gleich Anfangs der Fall ist, so kann man den Versuch mit Berührung des von den Augenliedern bedeckten Augapfels beginnen. Zu Leitern hatte ich einfache silberne Drähte, an deren Enden silberne Stifte angebracht waren.

Um dem brennenden Gefühle, das die galvanische Wirkung auf der Haut hervorbringt, auszuweichen, ist es gut, mit reinem Wasser benetztes Löschpapier oder Leinwandläppchen über das Auge zu schlagen, was wohl auch bei den übrigen Hautberührungen vortheilhaft ist. Brachte ich nun den Leiter des Kupferpols in den Mund, und berührte mit dem Leiter des Zinkpols den Augapfel, so erschien in dem früher finstern Gesichtsfelde an der mir sonst wohlbekannten Eintrittsstelle des Sehnerven eine hellviolette lichte Scheibe; im Achsenpuncte des Auges war ein rautenförmiger dunkler Fleck, mit einem rautenförmigen gelblichen Lichtbande umgeben, darauf folgte ein gleiches finsteres Intervall und noch ein etwas schwächer leuchtendes gelbliches Rautenband; die äufserste Peripherie des Gesichtsfeldes aber deckte ein schwacher, lichtvioletter Schein, der, wie man das Auge rollte, abwechselnd an einzelnen Stellen heller wurde *). Somit zeigte sich hier der Ge-

*) Siehe Fig. 4.

gensatz des Sauren und Alkalischen, des Zink- und Kupferpols als Peripherisches und Centrales, als Nerveneintritt und Achsenpunct. Hob ich die Berührung auf, so kehrten sich die Farben um. Wechselte ich die Pole, brachte ich den Kupferpol ins Auge und den Zinkpol in den Mund, so kehrten sich die Farben, so wie auch die Licht- und Schattenpartien um *). Am Eintrittsorte des Sehnerven war ein finsterer, kreisrunder Fleck, mit einem hellvioletten Scheine umgeben, der als ein hellviolettes Rautenband gegen die Mitte des Gesichtsfeldes auf und niederstieg, und sich mit zwei convergirenden Schenkeln auf der entgegengesetzten Seite schloſs; diesem nach innen war ein finsteres Intervall und im Achsenpuncte des Sehfeldes eine glänzende, hellviolette Rautenfläche. Das Lichtviolett ist in dieser Erscheinung gesättigt und den Grund vollkommen deckend, das gelbliche Licht hingegen erscheint, selbst bei den stärksten Entladungen, nur wie der Ueberzug eines schwachen Firnisses, wie wenn eine gelbe Saftfarbe auf schwarzen Grund aufgetragen würde.

Diese Figur, so wie auch die vorige erscheint jedesmal am lebhaftesten beim Eintritte der Berührung, ist während ihrer Andauer, wenn die Leitung nicht auf irgend eine Weise unterbrochen wird, nur schwach zu bemerken, und erscheint auf einen Augenblick mit entgegengesetzten Licht- und Farbenstellen bei der Trennung wieder.

---

*) Siehe Fig. 5.

Will man sie also mit anhaltender Lebhaftigkeit vor dem Sinne behalten, so mufs mit den Berührungen und Trennungen auf das schnellste abgewechselt werden. Dieses erzweckt man am besten dadurch, dafs man statt der Drähte feine Kettchen, oder auch mit Silberdraht umsponnene Guitarresaiten nimmt. Das vielfache Ueberspringen des Funkens bei diesen von Glied zu Gliede theilt unzählbar den galvanischen Strom, und läfst seine Einwirkung als Oscillation entgegengesetzter Entladungen erscheinen. Zwar mufs in diesem Falle ein schneller Wechsel der oben angeführten Licht- und Schattengestalten eintreten, so dafs bei positiver Entladung Fig. 5., bei negativer Fig. 4. zum Vorscheine kömmt; da jedoch die Aufeinanderfolge äufserst schnell ist, so dafs der Eindruck der einen Figur als Nachbild in der Imagination noch fortdauert, wenn die andere schon wieder eintritt, so vereinigen sich beide zur Totalität eines einzigen Bildes, in dem nothwendigerweise das schwache Gelb zurücktreten, das Hellviolett aber allein vorherrschen mufs. An der Gränze zwischen der centralen und peripherischen Lichterscheinung bildet sich ein dunkler Kreis, der aus dem Conflicte beider Electricitäten zu entstehen scheint *). Da ich mich bei meinen ersten Beobachtungen über die galvanische Lichtfigur der Kettchen zu Leitern bediente, so mufste mir diese nur in der zuletzt be-

*) Siehe Fig. 6.

schriebenen Weise erscheinen, und ich übersah sowohl den Gegensatz der Farben als den der Stellen.

Man mufs daher, um den Versuch in seiner Vollständigkeit auszuführen, erst mit einfachen Drähten, und dann mit Kettchen experimentiren.

Anm. 1. Bei diesen Erscheinungen bemerke man vorerst einen Gegensatz im innern Gebiete des Gesichtsfeldes zwischen zwei Stellen der Retina, derjenigen, wo der Gesichtsnerve mit gesammelter Masse ins Innere des Auges eintritt, und jener, die dem Seheloche gegenüber in der Achsenlinie des Auges liegt, und die empfindlichste Stelle der Nervenhaut, den Punct des deutlichen Sehens, enthält. Beide erscheinen in entgegengesetzten Lichtzuständen je nach Verschiedenheit des Pols.

Der Kupferpol (negative entsäurende) erleuchtet den Achsenpunct, und läfst den Nerven dunkel erscheinen, der Zinkpol erhellt den Nerven, und läfst den Achsenpunct finster. Wo beide Zustände schnell mit einander wechseln, da werden die Eintrittsstelle des Sehnerven und der Schein in der Nähe des Achsenpunctes gleichzeitig im hellvioletten Lichte sichtbar, obgleich dieses nur eine Täuschung ist, wie schon oben erwähnt. Der andere polarische Gegensatz ist zwischen dem peripherischen Theile des Gesichtsfeldes und dem centralen. Der peripherische entspricht der Eintrittsstelle des Sehnerven, ist mit diesem zugleich erleuchtet oder verdunkelt, der centrale Theil hingegen, der von dem oben beschriebenen dunkeln

Ringe *) umgeben ist, ist dem am hellsten erleuchteten Achsenpuncte gleichnamig, und so werden sie auch durch entgegengesetzte electrische Pole in Erregung gebracht. Daſs ich hier mehr der Finsterniſs als des oben beschriebenen gelblichen Lichtes erwähne, geschieht, weil in allen Fällen die Dunkelheit bei weiten bemerkbarer ist, als jener schwache gelbliche Lichtschimmer, den man vielleicht nicht ohne Unrecht als eine bloſse, durch subjectiven Gegensatz erzeugte Blendungsfarbe betrachten könnte. Uebrigens könnte jener Gegensatz zwischen dem peripherischen und dem centralen Theile der Retina auch ohne organische Bedingung bloſs in dem innern, sich selbst erregenden Gegensatze der electrischen Kraft gegründet seyn, indem diese, wie sie z. B. mit dem Sehnerven ins Innere des Auges einströmt, in den nächsten organischen Umgebungen seinen Antagonisten erweckt, so, daſs hiemit in der empfindenden Nervensubstanz ein Unterschied zwischen dem Centralen und Peripherischen zu Tage kömmt.

Jener dunkle Kreisbogen würde dann die Bedeutung eines sich selbst erzeugenden, die entgegengesetzten electrischen Zustände scheidenden momentanen Nichtleiters erhalten. Und somit wäre im strengsten Sinne des Wortes ein Blick in das Innere der electrischen Leitung durch materielle Substanzen gethan, indem in die Linie derselben,

*) Siehe Fig. 6.

die gewöhnlich nur als + — + — vorgestellt wird, auch eine indifferente, einen realen Raum einnehmende Stelle einzuschalten, und also das Schema der Linie als + 0 — 0 + 0 — etc. vorzustellen wäre.

Anm. 2. Die Rautengestalten um den Achsenpunct des Auges herum erinnern an die Druckfigur, die ich in meinen ersten Beiträgen beschrieben, und Fig. 5 — 10. abgebildet habe, und könnten eben auch in der organischen Structur der Retina begründet scheinen. Wenn man mit einer zum Theil mechanischen Erklärung zufrieden seyn wollte, so könnte man nach Analogie jenes Phänomens (der Rautenfigur), wo der Druck auf den Augapfel von vorne geschieht, annehmen, daſs durch die Wirkung des galvanischen Stroms ebenfalls eine Contraction, wie dort ein Druck, in der Richtung von vorne nach hinten im Augapfel sich ereigne, die eine Compression der Nervenhaut und die subjective Lichtentwicklung zur Folge habe. Wenn jedoch auch die Lichtentwicklung nicht rein subjectiv zu seyn scheint, sondern von einem objectiven galvanischen Lichtstrome abhängt, so scheint doch die Empfindlichkeit der Retina in jenen Stellen, wo die Rautenfigur auch unter galvanischem Einflusse zur Erscheinung kömmt, eigenthümlich gestimmt und organisch vorgebildet zu seyn.

Anm. 3. Ritter unterschied, auf eine zwar sehr unbestimmte Weise, bei den galvanisch entgegengesetzten Lichtzuständen im Auge, auf der einen Seite eine Verundeutlichung der Gegenstände, auf der andern erhöhte Klarheit derselben *). Nach unsern Beobachtungen ist diefs leicht zu erklären, und braucht nicht als eine dunkle Qualität des Galvanismus abgesondert gestellt zu werden. Wenn bei Wirkung des Kupferpols der Achsenpunct des Auges mit subjectivem Lichte überzogen ist, so mufs nothwendig, da diese Stelle vorzugsweise zum Sehen dient, dieses subjective Licht alle Schattenpartien äufserer Gegenstände bedecken, und da es nach Verschiedenheit seines Grades das Auge für äufseres Licht weniger empfindlich macht, so müssen selbst die Lichtpartien des Objects durch dieses subjective Licht getrübt erscheinen, und da durch den Contrast des Lichten und Schattigen sowohl an sich, als in den Farben vorzugsweise die Umrisse der Gesichtsbilder bestimmt werden, so müssen auch diese, in einander verfliefsend, an ihrer Deutlichkeit verlieren.

Umgekehrt mufs die Deutlichkeit sichtbarer Objecte, wenn nicht zunehmen, doch sich gleich bleiben, wenn bei Wirkung des Zinkpols der Achsenpunct vom subjectiven Lichte im höheren Grade befreit wird. Wollte man sich aus dem Umstande, dafs der eine Pol das subjective Licht in der vorzüglich deutlich sehenden Stelle des Auges anhäuft, der andere es vermindert, eine medicinisch practische Regel abstrahiren, so wäre es vielleicht diese, dafs beim anfangenden schwarzen Staare, der mit

*) Gilbert's Annalen, Bd. VII, p. 469.

Lichterscheinungen beginnt, der den Achsenpunct des Auges vom subjectiven Lichte befreiende Zinkpol, bei jenem aber, dessen Anfang mit directer Schwäche eintritt, der Kupferpol, der das subjective Licht im Auge aufregt, zunächst an dasselbe anzubringen wäre.

Auch Ritter machte schon im Allgemeinen den Unterschied zwischen Erhöhung und Verminderung der im Auge stets vorhandenen subjectiven Lichtmasse *), nur daſs er ihre Stellen im Gesichtsfelde nicht näher bestimmen konnte.

Anm. 4. Daſs Ritter nahe daran war, die galvanische Lichtfigur in ihrer Besonderheit zu bemerken, beweist eine Anmerkung **), wo es heiſst: „Das gelbe Licht scheint gewöhnlich in der Mitte des Auges unter der Gestalt einer runden Scheibe von etwa drei Linien Durchmesser hervorzubrechen, und sich von hier auszubreiten;" und später: „beim blauen Lichte bemerkte ich ein Anfangen desselben in Gestalt einer, und zwar Anfangs scharf begränzten runden Scheibe." Wir sehen hier in dieser späteren Arbeit Ritter's gelbes und blaues Licht als Gegensätze deutlicher ausgesprochen, ferner zwei Mal einer runden Lichtscheibe Erwähnung geschehen, die, da sie ein Mal in die Mitte des Auges versetzt, das andere Mal in Hinsicht der Stelle unbestimmt

*) Gilbert's Annalen, Bd. VII, p. 448.

**) Daselbst Bd. XIX. p. 6.

gelassen wird, ferner ein Mal als sich ausbreitend, ein anderes Mal als scharf begränzt beschrieben wird, wahrscheinlich zweierlei Lichtscheine, den einen im Achsenpuncte des Auges, den andern und zwar den scharfbegränzten an der Eintrittsstelle des Sehnerven bedeutet. Wäre Ritter in der subjectiven Topographie des Auges mehr einheimisch gewesen, hätte er den Achsenpunct und den der Eintrittsstelle des Sehnerven practisch vor dem Sinne gehabt, so hätte er das Wahre dieser an sich ziemlich verwirrenden Erscheinung sogleich treffen müssen.

Galvanische Lichtfiguren bei leitender Berührung der Umgegenden des Augapfels.

Folgende merkwürdige Lichtfigur bot sich mir zu allererst dar, als ich mich daran machte, diesen Gegenstand überhaupt mehr ins Specielle zu verfolgen. Als ich bei kräftiger Ladung der Säule den Kupferpol in den Mund brachte, und mit dem Zinkpole die wohlbenetzte Stirn berührte, zeigte sich mir die Fig. 7. abgebildete Lichtgestalt in ihrer ganzen überraschenden Deutlichkeit. Zu Leitern hatte ich messingene Kettchen, welche bei der geringsten Bewegung eine Anzahl unterbrochener Entladungen hervorbrachten, wodurch, wie schon oben bemerkt, die Lichtpartien der entgegengesetzten Pole gleichzeitig zur Erscheinung kamen. Der Kraftstrom wirkte gleichmäſsig von der Mitte der Stirne auf beide Augen, und die im vereinigten Gesichtsfelde beider erscheinende Figur zeigte in ihrer Mitte einen hellvioletten Schein, der im Centrum am intensivsten war, und mitunter die achtstrahlige Figur *) erkennen liefs; zu beiden Seiten nach aufsen etwas tiefer waren zwei lichtviolette, hellglänzende, wohlbegränzte runde Scheiben; unter dieser ganzen Lichtpartie ging ein lichtloses Band gekrümmt von der Mitte nach beiden Seiten aufsteigend und sich nach aufsen und oben unbestimmt verlierend; aufserhalb des Bandes gegen die Peripherie zu, nach unten und nach den Seiten war wieder der hellviolette Lichtschimmer, wodurch die Umrisse desselben besonders deutlich erschienen. Rückte ich mit dem Entlader an die Mitte des Augenbraunenbogens, so blieb der Lichtschein im Achsenpuncte und an der Eintrittsstelle des Sehnerven derselbe, der finstre Streifen aber bildete einen schwarzen Bogen in der untern Region des Gesichtsfeldes unter den beiden Lichtern der Mitte **).

Berührte ich das äufserste Ende der Augenbraune, so erschien der dunkle Streifen schief von unten nach innen und aufwärtssteigend jenseits des Lichtscheines des Achsenpunctes, also dem Berührungspuncte diametral gegenüber, der Gegend unter dem innern Augenwinkel entsprechend ***).

---

*) S. meine Beiträge etc. No. I. Lichtschattenfigur Fig. 4.

**) Siehe Fig. 8.

***) Siehe Fig. 9.

Dieser Streifen trat nach innen, und stand senkrecht zur Seite des hellscheinenden Achsenpunctes, wenn der Leiter den äufsern Augenhöhlenrand berührte *).

Wurde der Leiter an die Wangenhöhe gebracht, so erschien das dunkle Band in schiefer Richtung von innen nach oben **).

Bei Berührung des Augenhöhlenrandes an seiner untern Seite stand ein dunkler Bogen gerade über beiden Lichtscheinen ***).

Wurde der Leiter unter den innern Augenwinkel gebracht, so lief der schwarze Streifen am äufsern Rande des Gesichtsfeldes und etwas nach oben schief von innen nach aufsen herab †).

Bei Berührung der Nasenwurzel zeigte er sich senkrecht nach aufsen aufserhalb des lichten Kreises der Eintrittsstelle des Sehnerven ††).

Rückte ich endlich von der Nasenwurzel an die Stirne, so zeigte er sich wieder schief in einem Bogen unter und nach aufsen vom lichten Kreise und in Verbindung mit dem Lichtbilde des andern Auges als Fig. 7., oder vereinzelt als Fig. 15.

Bewegte ich den Leiter an der Stirne abwärts, über die Nasenwurzel am Nasenrücken (was übri-

*) Siehe Fig. 10.

**) Siehe Fig. 11.

***) Siehe Fig. 12.

†) Siehe Fig. 13.

††) Siehe Fig. 14.

gens das unausstehlichste Gefühl erregt) herab, so krümmte sich der beiden Gesichtsfeldern gemeinschaftliche schwarze Bogenstreifen nach aufsen an beiden Seiten aufwärts, und wurde nach unten in seiner Mitte unscheinbar *); bewegte ich den Leiter von der Nasenwurzel bis zur äufsersten Höhe der Stirn, so bog sich der dunkle Streifen auf bis zu einer sehr seichten Krümmung in seiner Mitte **).

Bewegte ich endlich den Leiter, von der Mitte der Stirn anfangend, schnell in einem Kreisbogen ums Auge herum bis wieder zurück, so erschienen die eben einzeln beschriebenen dunkeln Streifen in schneller Continuität nach einander, und schlossen sich in vorübergehender Erscheinung als ein dunkles Kreisband um die beiden Lichter in der Mitte des Gesichtsfeldes ***).

Je mehr man sich nach allen Seiten von der Nähe des Auges mit dem berührenden Leiter entfernt, desto unbestimmter wird die Lichtfigur: so an den äufsersten Gränzen der Stirn, an den Schläfen, den Wangen, im Munde, im Nacken und an allen behaarten Stellen des Schädels; am hellsten erscheinen noch bei heftigeren Entladungen die Eintrittsstellen der Sehnerven, am frühesten verschwindet alle Spur des dunkeln Streifens.

Eine bemerkenswerthe Eigenthümlichkeit hat dieser dunkle Streifen, dafs er seinen Ort im Ge-

---

*) Siehe Fig. 16.

**) Siehe Fig. 17.

***) Siehe Fig. 18.

sichtsfelde unabhängig von den Bewegungen des Augapfels behauptet, und dadurch eine gewisse objective Realität erhält, die uns zwingt, seine Erzeugung unabhängig von einer organischen Disposition im Innern des Auges auf den objectiven Lichtmotor des Galvanismus zu beziehen.

Am deutlichsten erscheint die Stabilität des Streifens, wenn derselbe bei Entladung am äufsern Augenwinkel zur Seite nach innen vom Lichtscheine im Achsenpuncte senkrecht zu stehen kömmt *). Wendet man dann den Augapfel allmählich nach innen, so stellt er sich vor den Achsenpunct, und nimmt ihn als einen hellen Fleck in seine Mitte auf **), geht endlich über denselben nach aufsen hinaus, und stellt sich zwischen ihn und den hellen Kreis am Eintrittsorte des Sehnerven ***).

Alle diese Versuche, wo der schwarze Streifen erscheint, müssen mit Kettchen als Leitern angestellt werden, weil nur unter dieser Bedingung seine Begränzung durch das beiderseitige hellviolette Licht von innen und aufsen zur deutlichen Ansicht kömmt, und man auf diese Weise die Configuration der galvanischen Lichterscheinung am besten beobachten kann; wenn gleich diese Erscheinung die complicirtere ist, so ist sie doch die anschaulichere.

---

*) Siehe Fig. 10.

**) Siehe Fig. 19.

***) Siehe Fig. 20.

Nimmt man einfache Drähte zu Leitern, so kömmt mehr der galvanische Farbengegensatz im innern und äufsern Gesichtsraume zum Vorscheine, und an der Stelle des dunkeln Streifens erscheint nur eine einfache Lichtgränze, die entweder von innen oder von aufsen durch das hellviolette Licht bestimmt wird, indem das gelbliche so unscheinbar ist, dafs es sich fast wie reine Finsternifs verhält.

Ohne mich in weitläuftige Beschreibungen der beim Gebrauche einfacher Drähte erscheinenden galvanischen Lichtfiguren einzulassen, beziehe ich mich hier nur auf einige Abbildungen, die einige der Hauptmomente darstellen, ohne es für nöthig zu achten, den ganzen Cyclus der Erscheinung beschreibend zu verfolgen.

Fig. 21. ist die Lichtfigur, wenn mit dem einfachen Leitungsdraht des Zinkpols die Mitte der Augenbraune berührt wird. Die Gegend des Achsenpunctes ist in diesem Falle dunkel, nur mit einem schwach gelblichen Dufte umzogen. Die Eintrittsstelle des Sehnerven zeigt einen scharf begränzten, hellvioletten Lichtkreis, und unter beiden Stellen läuft ab und aufwärts, gewunden von einer Seite zur andern, der Rand eines hellvioletten Lichtscheins, der sich nach unten in der Extremität des Gesichtsfeldes unbestimmt verliert. Fig. 22. ist die Modification dieser Erscheinung, wenn man mit dem Zinkpole den Rand der Augenhöhle am äufsern Augenwinkel berührt. Führt man die Berüh-

Berührungen durch alle übrigen Hautstellen am Umfange der Augenhöhle aus, so lassen sich die entsprechenden Figuren leicht nach dem Vorbilde der Versuche mit Kettchen als Leitern construiren, wenn man statt des hellvioletten Lichtscheines in der Mitte des Gesichtsfeldes einen gelblichen sich imaginirt.

Nimmt man den Kupferpol zur Berührung, so wechseln die Farben; das Hellviolette tritt in die Mitte, die Eintrittsstelle des Sehnerven ist dunkel, und an einer oder der andern Seite der Peripherie des Gesichtsfeldes, der Berührungsstelle gegenüber, gränzt sich etwas schärfer ein dunkles Gebiet ab.

Auch diese Licht- und Schattengränzen, welche dem früher beschriebenen dunkeln Streifen entsprechen, behaupten unverrückt im objectiven Raume ihren Ort, wenn gleich der Augapfel und mit ihm der Achsenpunct und die Eintrittsstelle des Sehnerven hin und her gewendet wird.

Die polarische Trennung des Gesichtsfeldes in eine Licht- und Schattenseite entspricht also auch ihrer Richtung nach dem Kupfer- (dem Licht anhäufenden, abstofsenden) und dem Zinkpole, dem Licht entziehenden. Vielleicht deutet diese Erscheinung zugleich auf eine innere Gleichheit des Oxygens und des Lichtes.

Endlich erwähnt auch Ritter *) einer ver-

*) Gilbert's Annalen, Bd. VII, p. 471.

kleinernden Wirkung des Zinkpols und einer vergröſsernden des Kupferpols, die sich dadurch äuſserten, daſs die Glasstange, womit die Säule eingefaſst war, im ersten Falle an der direct gesehenen Stelle verengt, im zweiten angeschwollen sich darstellte.

Ich konnte bisher dergleichen nie bemerken, selbst bei den kräftigsten Entladungen, und wäre geneigt, es für eine Folge der Zuckungen der Kreis- und Bewegungsmuskeln des Auges zu halten, obgleich ich hiermit die Thatsache nicht abläugnen will. Ich mache darauf von neuen aufmerksam, ob nicht dadurch vielleicht wenigstens eine von den Bedingungen der wunderbaren Kraft des Auges, sich für das Nahe- und Fernesehen einzurichten, entdeckt würde.

III. Ueber wahre und scheinbare Bewegungen in der Gesichtssphäre.

Ich unterscheide wahre subjective und objective Bewegungen in der Gesichtssphäre. Wahre subjective Bewegungen in der Gesichtssphäre sind nur solche, die durch ein Fortrücken des Eindrucks von einer Stelle der *Retina* zur andern bei fixirtem Auge bedingt sind. Diese Bewegungen müssen, sie mögen einfach oder vielfach seyn, gröſstentheils durch das indirecte Sehen erfaſst werden, weil dem directen nur eine sehr kleine Stelle der *Retina* bestimmt ist. Der Eindruck selbst kann entweder durch bloſs innere organische Vorgänge (also in unserm Sinne subjectiv), oder durch von der Aussenwelt ausgehende objective Bewegungen veranlafst werden. Um eine einzelne Bewegung überhaupt wahrzunehmen, mufs zugleich eine Allheit fixirter Bewegungen oder Linien angeschaut werden, wodurch erst eine Unterscheidbarkeit in die Anschauung gebracht wird. Diese Allheit fixirter Orte, sie mag gleichförmig oder ungleichförmig beleuchtet oder gefärbt seyn, ist der Hintergrund, worauf die einzelne Bewegung in ihrer Besonderheit erscheinen kann.

So wie das eigentliche Organ des Gesichtssinnes, die *Retina*, eine Fläche ist, so wird auch immer ursprünglich nur eine Fläche gesehen, auf welcher alle sichtbare Bewegungen vorgehen. Wenn diese Fläche beim gewöhnlichen Sehen durchbrochen und die Gesichtsobjecte in verschiedenen Entfernungen nach allen Dimensionen des Raumes dislocirt werden, so gehört diese Thätigkeit strenge genommen dem mit dem Gesichtssinne untrennbar verbundenen allgemeinen Raumsinne zu, wodurch die vom Auge dargebotenen Empfindungen erst zu eigentlichen objectiven Anschauungen gebildet werden. Von dieser Anschauungsthätigkeit, welche Theils durch Muskelbewegungen des Organs selbst, Theils durch einen dem Sinne zugehörigen Zweig der allgemeinen Imagination vermittelt ist, mufs an diesem Orte, wo es sich um die Auffassung der rein subjectiven Bewegung handelt, streng abstrahirt werden, um allein das passive Moment derselben, die *Retina* und ihre Modificationen, in ihrer Unmittelbarkeit festzuhalten. Man mufs sich willkührlich und künstlich in denjenigen Zustand des Sehens versetzen können, in welchem Anfangs das Kind und der blindgeborne Staaroperirte sich befindet, wo beim einfachsten Sehen die Thätigkeit der raumbestimmenden Imagination noch nicht implicirt ist, und die *Retina* allein das unmittelbar Gesehene ist und sonst nichts. Es gehört eine eigene Kunstfertigkeit dazu, die einzelnen Acte des Sehens, die durch Gewohnheit und bewufstloses Zusammenwirken zu einem untrennbaren Ganzen verbunden sind, willkührlich zu trennen und festzuhalten. Um jenes Moment der Passivität zu fixiren, mufs der Augapfel festgestellt werden, so wie auch der Kopf und der übrige Körper in vollkommener Ruhe seyn. Man mufs sich ganz den äufsern Eindrükken hingeben, und das Gesichtsfeld blofs als eine Fläche von bleibenden, vergehenden oder wechselnden Empfindungen, die nur neben und aufsereinander ohne Vor- und Hintergrund sich befinden, nehmen, so wie der Naturmensch ein Gemälde sieht, als eine blofse Fläche von verschiedenen Farben. Durch diese Abstraction, die doch zugleich die speciellste Empirie ist, versetzt man sich rein in die Sphäre des organischen lebendigen Subject-Objects, in welchem jeder materielle Vorgang zugleich ein ideeller, subjectiver ist, also in diesem Sinne jede Bewegung eine wahre Bewegung, und wo auch der Schein zur Wahrheit wird. Noch leichter wird diese Aufgabe demjenigen, der schon früher geübt war, die Aderfigur, die Blutkügelchen, die fliegenden Fasern, die Blendungsbilder und den übrigen Haufen subjectiver Gesichtsphänomene zu beobachten, und dadurch zur unmittelbaren Anschauung der *Retina* selbst zu gelangen, wobei es dann nur darauf ankömmt, von der Thätigkeit des Fern- und Nahesehns sich zu enthalten, und die durch objective Einwirkung hervorgebrachten Empfindungen mit den durch subjective Modificationen der *Retina* erzeugten gleich zu setzen.

In diesem Falle wird das an der Oberfläche der Nervenhaut sich bewegende Blutkügelchen und der aufserhalb des Auges vorbeifliegende Vogel auf ähnliche Weise eine Empfindungsspur bilden, die als wahre subjective Bewegung aufzufassen ist.

Sobald der Augapfel in Bewegung gesetzt wird, scheidet sich sogleich das subjectiv Gesehene von dem objectiv Gesehenen, indem jenes bei allen Bewegungen des Auges, des Kopfes und des ganzen Körpers seinen subjectiven Ort nicht verändert, also nur mit dem Augapfel selbst ruht, nur mit ihm oder in ihm sich bewegt, dieses hingegen, von jenem unabhängig, nur die Raumverhältnisse aufserhalb des individuellen Organismus festhält, und mit dessen Ortsveränderung auch die objectiven Beziehungen abändert.

Mit der Bewegung des Augapfels treten auch die Unterschiede scheinbarer Ruhe und scheinbarer Bewegung zuerst auf, weil hier die empfindenden Stellen der *Retina* als organisch materielle Theile des Augapfels mit den äufseren Objecten in reelle Ortsbeziehungen kommen, und also an allen den Erscheinungen relativer und absoluter Ruhe und Bewegung Theil nehmen, deren Gesetze sonst in der allgemeinen Phoronomie ihre Gültigkeit haben. Ich unternehme es nicht, diese Lehre hier wissenschaftlich zu erschöpfen, sondern nur einige Beiträge, die in Hinsicht des Stoffs oder der Behandlung neu sind, zu liefern.

1. Es scheint wunderbar, dafs bei einer einfachen Bewegung des Augapfels ein einzelner äufserer ruhender Gegenstand (z. B. eine Lichtflamme), obgleich sein Bild in der *Retina* nach Mafsgabe jener Bewegung eine Linie beschreibt, also eine subjectiv wahre Bewegung vorhanden ist, dennoch als ruhend erscheint.

Diefs liefse sich zunächst dadurch erklären, dafs hier das Bild des einzelnen Gegenstandes sammt den neben ihm bestehenden in gleichzeitiger, gleichförmiger Bewegung begriffen ist, so dafs die einzelnen, ihre relativen Orte im Gesichtsfelde behauptend, obgleich insgesammt bewegt, dennoch in relativer Ruhe gegen einander bestehen. Im Gegentheile erscheinen die subjectiven Bilder (z. B. Blendungsbilder) gegen jene objectiven bei Bewegung des Augapfels beweglich, obgleich das Bild des objectiven Einflusses eben so sicher in der *Retina* sich bewegt, als diese mit dem Augapfel.

Eine analoge Erscheinung begegnet uns im Tastsinne, wenn wir mit der Flachhand eine hervorragende Spitze betasten, auch hier bemerken wir den festen Stand des Objects, obgleich die Empfindung, wodurch es sich ankündigt, an der Handfläche nach Mafsgabe ihrer tastenden Bewegung hin und her läuft. In beiden Fällen ist es die objective Anschauung, die das in Rücksicht des Empfindungsorgans sich verändernde Raumverhältnifs des Objects ausgleicht, und mit der Bewegung des Sinnorgans in Harmonie bringt. Ich werde daher auf diesen Gegenstand wieder zurückkommen, wenn ich die Anschauungen des Gesichtssinnes einer besonderen Betrachtung unterwerfen werde.

2. Die eben erwähnte scheinbare Ruhe der Gesichtsobjecte findet jedoch nur bei langsamen, mäfsigen, oder auch bei schnellen, aber gewohnten Bewegungen des Augapfels Statt; sobald man aber diesen über alle Gewohnheit schnell bewegt, so erscheint jede Gränze von Licht und Schatten, besonders aber ein auf gleichfarbigem Grunde einzeln stehender, durch seine ausgezeichnete Helle oder Dunkelheit in die Augen fallender Gegenstand in scheinbarer Bewegung, und zwar desto deutlicher, je schneller und je plötzlicher man das Auge bewegt.

Wird das Auge schnell und wiederholt auf- und abwärts gewendet, so oscillirt der Gegenstand eben so schnell, aber umgekehrt abwärts und aufwärts; wankt das Auge horizontal von einer Seite zur andern, so springt der Gegenstand eben so schnell hin und her; wird das Auge in einer Bogenlinie von einer Seite zur andern geführt, so beschreibt der Gegenstand in entgegengesetzter Richtung einen Katzensprung, und so umgekehrt; bewegt sich das Auge in einem Kreise, so macht der Gegenstand einen Gegenkreis etc. Je schneller, je unwillkührlicher diese Bewegungen des Augapfels sind, desto deutlicher ist die Scheinbewegung. Aber nicht blofs ein einzelner Gegenstand bewegt sich unter diesen Bedingungen, sondern das ganze Gesichtsfeld, indem seine Gränzen nach der Richtung der Bewegung erweitert werden. Zur Erklärung dieser Scheinbewegungen ist eine deutliche Kenntnifs vom indirecten Sehen und vom Blendungsbilde nöthig. Die Bewegung des Auges mufs schneller seyn, als die Schnelligkeit des verschwindenden Blendungsbildes (daher glänzende Gegenstände zu den Versuchen am besten taugen); auf solche Weise wird die Spur des Bildes sammt dem gegenwärtigen Bilde selbst in der der Bewegung des Augapfels entgegengesetzten Richtung sichtbar bleiben. Dabei wird nothwendig das Bild des Gegenstandes in Linien verzogen erscheinen, und gröfstentheils aufser seinem Durchgange durch den Achsenpunct des Auges, nur durch indirectes Sehen wahrgenommen werden. Eine entfernte Lichtflamme, die auf solche Art mit bewegtem Auge gesehen wird, wird gerade so erscheinen, wie wenn sie bei ruhendem Auge im objectiven Raume hin und her geschwungen würde, nur daſs in unserm Falle die Bewegung im Subjecte ist, von diesem aber, wegen ihrer ungewohnten Schnelligkeit nicht deutlich wahrgenommen, aufs Objective übertragen wird. Nebenbei sey bemerkt, daſs das Auge zu diesem Versuche eine ungemeine Fertigkeit, sich auf und abwärts zu bewegen, mitbringen muſs, dahingegen die Bewegungen nach den übrigen Richtungen äuſserst gezwungen sind. Zur Erklärung dieses Umstandes dient nicht allein die gröſsere Uebung des Auges, auf und abwärts zu sehen, indem so viele senkrechte Linien allenthalben sich darbieten (sonst müſste die Bewegung in horizontaler Richtung beinahe eben so leicht seyn), sondern vorzüglich die Disposition der Augenmuskeln. Die Kraft des oberen geraden, die den Augapfel aufwärts wendet, wird durch die Kraft des Aufhebers des oberen Augenliedes verdoppelt (man versuche nur, den Augapfel aufwärts zu wenden, indem man mit den Fingern das obere Augenlied abwärts hält), indessen die beiden schiefen jeder nach seiner Seite hin die Bewegung nach oben und nach unten unterstützen. Es gibt krampfhafte Zufälle, wo ähnliche Bewegungen des Augapfels sich einfinden, wo also auch die Gegenstände in ähnlichen scheinbar oscillirenden Bewegungen seyn werden. Noch eine Frage. Was bildet den jedesmaligen Hintergrund des den Ort verändernden Bildes? Auch hier ist es die anschauende Thätigkeit, welche die im ersten Momente aufgefaſste

Stelle des Bildes ins Objective wirft, und bei allen nachfolgenden Bewegungen desselben festhält.

3. Hier findet zunächst die Anführung und Erklärung des Gesichtsschwindels ihren Ort, in so fern dieser zu den Scheinbewegungen des Gesichtssinnes gehört.

Es ist wohl niemand, dem nicht die scheinbaren Bewegungen der sichtbaren Gegenstände, die beim krankhaften oder künstlich erzeugten Schwindel vorkommen, bekannt wären. Auch diese beruhen auf unwillkührlichen Bewegungen des Augapfels, die, weil sie als solche nicht wahrnehmbar sind, aufs Objective übertragen werden. Diese unwillkührlichen Bewegungen sind nach mäfsigen Umdrehungen um die eigene Körperachse sehr unbedeutend, werden aber nach heftigen sehr bemerkbar. Ich sah solche bei einer widerspenstigen Wahnsinnigen in der Irrenanstalt auf dem Sonnensteine, nachdem sie im Drehstuhle gedreht worden, mit solcher Schnelligkeit erfolgen, dafs ich mit dem Blicke kaum nachkommen konnte.

Ein anderer Beweis, dafs diese Scheinbewegungen von unwillkührlichen Bewegungen des Augapfels abhängen, läfst sich auch daraus führen, dafs wenn der Augapfel willkührlich fixirt wird, diese Bewegungen nicht zur Erscheinung kommen. Wenn man, indem man sich einen Schwindel zu erregen, im Kreise dreht, eine Federspitze oder sonst etwas kleines (am besten den eigenen Augenstern in einem Handspiegel) nahe vor dem Auge hält und fixirt, und nachdem man die Drehung des Körpers eingestellt hat, noch ferner fixirt erhält, so kommen die Schwindelbewegungen im Gesichtssinne gar nicht zur Erscheinung, obgleich sie im Tastsinne wie sonst auftreten. Sobald man jedoch das Auge aus seiner fixirten Haltung frei läfst, so tritt der Gesichtsschwindel sogleich ein, bis man wieder das Auge fixirt, und so ferner. Eben so kann man die Schwindelbewegungen ohne vorläufige Fixirung während des Drehens schnell zum Aufhören bringen, wenn man, nachdem der Schwindel schon eingetreten ist, einen kleinen Gegenstand in der gewöhnlichen Distanz des deutlichen Sehens mit der angemessenen Anstrengung mit dem Blicke festhält. Man kann also den Augenschwindel schnell curiren, wenn man das Auge durch willkührliche Anstrengung zum Stillstande bringt; ein Beweis, dafs jene Scheinbewegungen nur von seinen bewufstlosen wahren Bewegungen abhängig sind.

Was ich nächst zuvor über den Hintergrund der Bewegung und ihre Unterscheidbarkeit sagte, gilt auch hier.

Porterfield's *) Erklärung des Augenschwindels beruht auf der Annahme, dafs während der Umdrehungen das Auge in einer schnellern reellen Bewegung begriffen ist, als wir uns vorstellen; daraus folgert er, dafs, wenn das Umdrehen

*) Porterfield, *Treatise on the Eye. Vol. II. p.* 425.

eingestellt wird, und das Auge in wirkliche Ruhe kömmt, und jene Vorstellung noch immer anhält, die Ruhe als retrograde Bewegung erscheinen mufs, indem die Vorstellung eben so wie dort hinter der Realität zurückbleibt. Hätte Porterfield die Bewegungen der Augen, die den Schwindel begleiten, erfahrungsgemäfs gekannt, so wäre seine Erklärung auch weniger formell ausgefallen. Woher wieder jene unwillkührliche Bewegung der Augen? Sie ist mit einer einseitigen Bewegungstendenz des gesammten Muskelsystems verknüpft, daher die Erscheinung des Schwindels im Tastsinne. Und wo hat wieder diese allgemeine Bewegungstendenz ihren Grund? In einer eigenthümlichen Determination des Hirns und des übrigen Nervensystems.

4. Als ich einst einem mehr denn eine Stunde dauernden Zuge von Reiterei zugesehen, und nun der Zug vorbei war, schienen mir die gegenüber stehenden Häuser in entgegengesetzter Richtung des Zuges sich zu bewegen. Indem das Auge während des Ansehens der Kriegerreihe jedes einzelne Individuum zu fixiren bemüht war, bewegte es sich bewufstlos in gleicher Richtung mit demselben; diese so oftmals wiederholte Bewegung wurde für diese Zeit habituell, und setzte sich auch dann fort, als der Zug vorbei war. Das Auge wollte noch immer den ruhenden Gegenstand auf ähnliche Weise fixiren, wie es eben den bewegten zu fixiren sich gewöhnt hatte, es gleitete also be-

wufstlos von ihm nach der eingewöhnten Richtung ab, indessen der Gegenstand ihm nach der entgegengesetzten zu entschlüpfen schien.

Von ähnlicher Art ist diejenige Schwindelbewegung, die das Auge beim Anblicke eines schnellströmenden Wassers erleidet; indem es die erste nächste Welle fixirt, wird es mit dieser ohne Wissen und Willen nach gleicher Richtung fortgerissen, es ruht auf der bewegten Welle, und diese scheint ihm zu ruhen, indessen die zunächst liegenden Ufer schnell zurückfliehen.

(Unter etwas complicirteren Verhältnissen können wir diese Scheinbewegungen der fixirten und nicht fixirten Gegenstände gegen einander beobachten, wenn wir zwei Bälle von einer Hand zur andern werfend wechseln. In diesem Falle wird der gegenüber liegende Thürrand oder sonst ein mit den geworfenen Bällen in gleicher Höhe befindlicher Gegenstand von einer Seite zur andern sich zu bewegen scheinen, indem das Auge den Bällen in Bogenlinien abwechselnd folgt. Wechselt man die Bälle nur in einer Hand, so dafs der eine senkrecht herabfällt, indem der andere aufsteigt, so scheint die Decke des Gemachs bald sich zu senken, bald wieder zu heben, je nachdem das Auge dem steigenden oder dem fallenden Balle folgt. Noch auffallender zeigen sich diese Scheinbewegungen, wenn man dabei mit dem ganzen Kopfe die Bewegungen der Bälle begleitet. Sind diese und ähnliche Bewegungen für die Nachfolge des Blickes zu schnell, so starrt dieser vor sich hin, und wird in die Bewegung nicht mit hineingerissen. Ferner kann man, wie allbekannt, diese Bewegungen so gewohnt werden, dafs sie die Selbstthätigkeit des Blickes, wenn er sich von ihnen wendet, durchaus nicht afficiren, und dieser also auch mit keinen nachbleibenden Scheinbewegungen zu kämpfen hat.

Endlich können diese Scheinbewegungen blofs auf das Auge beschränkt bleiben, oder sie theilen sich dem gesammten Bewegungssysteme mit. Dieses letztere ist nach meiner Meinung durch eine krankhafte Hirnthätigkeit vermittelt, die, wenn sie als Bewegungsinstinct auf die Bewegungsorgane übergeht, in diesen entweder eine der Scheinbewegung des Gesichtssinnes gemäfse, oder eine turbulente Bewegungstendenz erregt, die leicht in wirkliche Bewegung ausschlägt. Bei manchen Menschen zieht das Auge bei den geringsten Veranlassungen das Hirn in Mitleidenschaft, und macht den partiellen Schwindel zu einem allgemeinen: bei andern ist dieses hingegen nie der Fall, oder tritt nur dann ein, wenn das Gehirn krankhaft afficirt ist. Nachdem ich mich in einem Drehstuhle hatte drehen lassen, erfuhr ich an mir eine ähnliche Schwäche; das Sehen einer Radbewegung, der Blick von einer Höhe, die mich sonst gar nicht afficirten, machten mich sogleich schwindeln. Eine gleiche, passiv stimmende Einwirkung auf das Hirn hat die Furcht, und jede andere deprimirende Potenz.)

5. Wenn wir aus einem dunkeln oder mäfsig

beleuchteten Raume plötzlich in das helle Tageslicht kommen, wenn wir z. B. mehrere Stunden in einem Bergwerke zugebracht haben, oder wenn man Abends lange im Dunkeln gesessen, und nun plötzlich das Licht hereingebracht wird u. s. w., so empfinden die Muskelnerven des Auges eine eigene kitzelnde Empfindung, die sich nicht selten auch auf die Thränendrüse, den Stirnnerven und auf die Nasenschleimhaut fortpflanzt, dabei gerathen die Muskeln selbst in eine krampfartige Bewegung, welche bestrebt ist, das Auge zu schliefsen und nach oben zu drehen, der jedoch zu gleicher Zeit durch ein entgegengesetztes Bestreben, das Auge zu öffnen, widerstanden wird. Dieser Antagonismus bringt eine oscillirende Bewegung der Augenlieder und des Augapfels hervor, welche, da sie sehr schnell und unwillkührlich ist, auf die Gesichtsobjecte übertragen, diese in eine schwimmende Scheinbewegung versetzt.

Auch hier ist das Aufheben des Augenliedes mit dem obern geraden associirt, und mit dem Augenliederschliefser im Wechselkampfe. Hieher gehört auch der Augenschwindel von Marcus Herz, der durch eine ähnliche krampfhafte Oscillation der Augenmuskeln den Augapfel und mit ihm die Gegenstände in Bewegung bringt.

Endlich erzeugt auch der galvanische Reiz ähnliche oscillirende Bewegungen am Auge und an den Gegenständen.

6. Wenn man angestrengt auf einen Gegenstand hinsieht, z. B. in einem Buche liest, so ist die Aufmerksamkeit so sehr in dem Achsenpuncte des Auges concentrirt, daſs wir selbst ausgezeichnete Gegenstände des indirecten Sehens gar nicht bemerken. Wird nun die Aufmerksamkeit plötzlich unterbrochen, so wird ein indirect sichtbarer, hinreichend ausgezeichneter Gegenstand mit einem Male mit einer Scheinbewegung in die Gesichtssphäre zu springen scheinen, wie wenn er zuvor gar nicht vorhanden gewesen wäre. Ich zweifle nicht, daſs ein jeder in eigener Erfahrung ähnliche Fälle erlebt hat, indem z. B. auf dem Fuſsboden plötzlich ein kleiner dunkler Gegenstand, als eine aufspringende Maus, oder auf dem Papiere ein Dintenfleck als eine Fliege, oder am nächtlichen Himmel ein entferntes Licht als ein Sternschnuppen in die Seitenschicht fällt, bis eine ausgeführtere Wendung des Auges uns vom Irrthume überzeugt. Auch bei dieser Scheinbewegung ist eine unwillkührliche Bewegung des Auges mit im Spiele, indem die plötzlich aufgeregte Aufmerksamkeit dasselbe nach ihrer Richtung hinreiſst; dabei scheint das bewuſstlos bewegte Auge ruhend, und der Gegenstand, der an sich ruht, springt aus der Sphäre des indirecten Sehens gegen den Punct des directen.

7. Wenn man den Augapfel in eine passive Bewegung bringt, so erscheint das Gesichtsfeld sammt seinen Bildern ebenfalls in Bewegung. Am besten bewerkstelligt man diesen Versuch, wenn

man

man einen Finger an irgend einer Stelle der Augen andrückt, und nun nach beliebiger Richtung schnell hin und her bewegt, auch dazu das andere Auge bedeckt hält; hierbei kommen alle Gegenstände des Gesichtsfeldes in eine entsprechende kurze Bewegung. Die senkrechte Richtung erhält man am besten, wenn man den Finger ans untere, die wagrechte, wenn man ihn ans obere Augenlied anlegt. Bei diesem Versuche kann man am deutlichsten bemerken, dafs das ideale Gesichtsfeld, welches ein Product der Imagination ist, als der eigentlich ruhende unbewegliche Hintergrund angenommen werden müsse, an welchem das ganze erscheinende Gesichtsfeld in Bewegung begriffen ist. Denn da jede Bewegung nur dadurch als solche bemerkbar ist, dafs sie im Gegensatze eines Ruhenden aufgefafst wird, hier aber das ganze reale Gesichtsfeld in Bewegung begriffen ist, so kann das Ruhende nur ein imaginäres seyn.

Die Phantasie hält die beim ersten Hinaussehen ins Objective projicirten Orte fest, und läfst die Verschiebung der Gegenstände an ihnen vorübergehen, was aber wieder durch eine Täuschung vermittelt ist, indem das reell bewegte Auge als ruhend angenommen wird.

8. Von dieser Scheinbewegung, die durch das Verrücken des ganzen Augapfels hervorgebracht wird, ist noch eine andere zu unterscheiden, die durch einen einfachen Druck, durch Veränderung der Conformation des Auges, erfolgt. Durch Ver-

änderung der Convexität der Hornhaut wird auch der Focus des Auges verschoben und von einer Stelle der *Retina* zur andern bewegt, und hiermit auch das Bild des Gegenstandes. Gewöhnlich ist diese und die vorige Scheinbewegung miteinander combinirt. Wenn man sie rein erhält, so erscheint der Gegenstand zugleich verkleinert oder nach einer Seite hin verzogen, was sich von selbst versteht.

9. Wenn man die Augen beide zugleich gegen einander, oder nur das eine oder andere schielend bewegt, so kommen die Gesichtsfelder sammt den darin enthaltenen Gegenständen ebenfalls in scheinbare Bewegung gegen einander, und zwar der Bewegung jedes einzelnen Auges gemäfs, wenn die Sehkraft beider gleich ist; ist hingegen das eine schwachsichtig, so ist das starksichtige das die Scheinbewegung bestimmende, dessen Gegenstände in jedem Falle ruhen, es mag sich bewegen oder unbewegt seyn, indessen die schwachsichtigen in scheinbarer Bewegung begriffen sind. In dem starksichtigen Auge, wenn es gleich in seiner Höhle sich bewegt, erscheinen die Gegenstände im objectiven Raume ruhend, weil seine Bewegung mit Bewufstseyn und Willkühr geschieht, und also nicht aufs Object übertragen wird; das schwachsichtige Auge hat aber gegen jenes nicht Selbstständigkeit genug, die Phantasie ist in demselben nicht mit hinreichender Energie thätig, um seine Bilder an objective Orte zu fixiren, diese werden also

mit seinen Bewegungen fortgeführt, und auf die gleichnamigen Bilder des andern Auges, die durch die schielende Bewegung aus ihrer Coincidenz getreten sind, in ihren räumlichen Verhältnissen bezogen. Wessen Augen gleiche Stärke haben, der wird bald die Bewegungen der Bilder des einen, bald die des andern auf das andere beziehen können, je nachdem er den Moment des Bewufstseyns in dem einen oder dem andern fixirt. Theilt er hingegen die Aufmerksamkeit auf gleiche Weise in beide Gesichtsfelder, so werden die Bewegungen der Bilder einander entgegenkommen oder auseinandergehen, je nachdem die Augenachsen mehr oder weniger convergiren. So wie man durch das mechanische Verrücken des einen oder beider Augen ein künstliches Doppelsehen oder Schielen hervorbringen kann, so kann man ebenfalls dieses Mittel zur Beobachtung der Scheinbewegungen der Doppelbilder anwenden. Hier ist vorzüglich das Verrücken der Augen nach der senkrechten Richtung leichter zu bewerkstelligen, so wie beim Schielen nur nach der horizontalen. Wenn das schwachsichtigere Auge verrückt wird, so bewegt sich sein Bild dem Drucke gemäfs, indessen das gleiche Bild des starksichtigen in seinem objectiven Orte unverrückt erscheint, wird hingegen das starksichtige Auge auf- oder abwärts bewegt, so bewegt sich nicht nur sein Bild, sondern auch das des schwächer sehenden, und zwar letzteres nach der entgegengesetzten Richtung. Werden beide Augen nach entgegengesetzten Richtungen verschoben, so wächst verhältnifsmäfsig die Distanz und die Bewegungsgeschwindigkeit der aus- und übereinander tretenden Bilder.

10. Wenn bisher blofs bei einfachen Bewegungen des Augapfels die Gegenstände scheinbar bewegt erschienen, so findet dieses in einem noch viel ausgezeichneteren Grade Statt, wenn man, nachdem man den Augapfel (am besten nach oben) durch die gemeinsame Wirkung der Augenmuskeln in seiner Höhle fixirt hat, den Kopf selbst auf und nieder bewegt; das ganze Gesichtsfeld ist dann in gleichmäfsiger Bewegung abwärts und aufwärts. Es versteht sich von selbst, dafs ähnliche Scheinbewegungen nach allen übrigen Richtungen vorkommen, sobald die angemessenen Bewegungen des Kopfes vorgenommen werden. In allen diesen Fällen hat man den Erfolg auch bei langsamen Bewegungen des Kopfes, sobald nur das Auge vollkommen feststeht, um nicht durch seine Bewegungen die des Kopfes zu elidiren, wodurch wieder eine relative Ruhe in das Gesichtsfeld gebracht würde. Wird hingegen das Auge statt in sich selber am Gegenstande fixirt, so bleibt es bei mäfsigen Bewegungen des Kopfes in seiner Höhle unbeweglich, was allerdings eine überraschende Erscheinung gewährt, indem sich der Kopf um das verhältnifsmäfsig so kleine Auge, das durch die Augenachse (ein physikalisches Nichts) mit dem Gegenstande in Berührung steht, zu drehen scheint; man könnte

dieses mit der Bewegung des ganzen Körpers um den Kopf des Oberschenkelknochens in seiner Pfanne vergleichen, wenn man auf einem Fufse stehend sich hin und her neigt.

11. Eine andere Art von Scheinbewegungen der Gesichtsgegenstände ist diejenige, die man die optische oder perspectivische nennen könnte: wo nämlich der ganze Körper und mit ihm das Auge in bedeutenderer Bewegung und Ortsveränderung begriffen ist, und daher die Gegenstände gegen diesen und jenes ihre besonderen Entfernungen und Ortsverhältnisse abändern. Von diesen Phänomenen haben schon die Physiker weitläufiger gehandelt, ich beschränke mich hier blofs auf die Bemerkung, dafs es durchaus auf die Bewegung oder Fixirung des Auges ankomme, welcher von mehreren gegen einander in relativer Ortsveränderung begriffenen Körpern als bewegt oder ruhend, als schneller oder langsamer bewegt erscheine. Wenn man auf einem Fahrzeuge stehend einzelne schwimmende Holzsplitter auf der Wasserfläche sieht, so scheinen diese in einer der des Fahrzeugs entgegengesetzten Richtung in Bewegung, welches indessen zu stehen scheint; fixirt man hingegen den Holzsplitter, und verfolgt ihn mit dem Auge, so kömmt sogleich die Bewegung des Schiffes zur Erscheinung. Eben so kann man den Mond zwischen windbewegten Wolken bald als bewegt erscheinen sehen, wenn man den Wolken mit dem Blicke folgt, bald als ruhend, wenn man ihn selbst zum

Ziele des Sehens macht, und an seinem Standpuncte die relativen Ortsveränderungen der Wolken abmifst.

So glaubte einstmals ein Kind, dem eben das Copernikani'sche System demonstrirt worden, nachdem es freudenvoll von der Gasse ins Zimmer zurückstürzte, die Achsenbewegungen der Erde gesehen zu haben, indem es unter einer Dachtraufe gegen bewegte Wolken hinblickend, die erstere und hiermit das ganze Gebäude und die ganze Erde in Bewegung glaubte, indessen das Auge den Wolken folgte. Es kömmt also hierbei jedesmal darauf an, welchem Ende der Distanzlinien die durch Ortsveränderung anwachsenden oder abnehmenden Räume addirt oder abgezogen werden. Am bequemsten kann man sich von dem Einflusse der jedesmaligen Fixirung des Blickes auf die scheinbare Bewegung der Gegenstände überzeugen, wenn man den Finger einige Zolle vor dem Auge hält, und zugleich einen einige Schritte entfernten ruhenden Gegenstand hinter dem Finger bemerkt. Fixirt man die Spitze des Fingers mit dem Auge, indem man dabei den Kopf mäfsig um seine Achse dreht, so wird der Finger ruhend, der hinter ihm liegende Gegenstand bewegt erscheinen, fixirt man hingegen unter gleichen Bedingungen den entfernten Gegenstand, so erscheint der Finger in Bewegung.

12. Obgleich sichs von selbst versteht, dafs die scheinbare oder relative Bewegung der Gegenstände durch die relativen Ortsverhältnisse des Gesichtsorgans, die Unterlagen, worauf der Körper ruht

(Erdball, Schiff, Wagen etc.), durch die Bewegung oder Ruhe des Körpers selbst, oder durch die des Kopfes, oder endlich ausschliefslich nur durch die des Auges und seiner Theile bestimmt wird, und so leicht es ist, sich durch den Versuch davon zu überzeugen, ja ohne Versuch durch einfache mathematische Construction zur Gewifsheit zu gelangen; so kann ich doch nicht unterlassen, hier noch einer Scheinbewegung zu erwähnen, die, wenn gleich nicht völlig abstrus, doch etwas schwerer zu bemerken ist.

Ich beobachtete sie zuerst an der Fassung meiner Brille, indem ich einen zur Seite liegenden Gegenstand bald durch indirectes Sehen innerhalb derselben, bald durch directes aufserhalb sah.

Man bringt die Erscheinung bald ins Klare, wenn man die Spitze einer Feder in der Entfernung eines halben Zolles oder einiger Linien vor dem Auge so hält, dafs dadurch beim indirecten Sehen ein entfernterer Gegenstand, z. B. die senkrechte Leiste eines Fensterkreuzes bedeckt wird; sieht man sodann auf die Fensterleiste direct, so erscheint die Federspitze nicht mehr sie deckend, sondern ihr zur Seite, indem sich die Lage der Pupille und mit ihr die Achse und der Achsenpunct der *Retina* gegen die so nahe Federspitze bedeutend verändert hat. Je entfernter man diese hält, desto unbedeutender und unbemerkbarer wird dieser Unterschied, indem der Winkel der Relation zwischen dem Auge, dem nahen und dem entfernten Objecte immer spitziger wird. Dieses Experiment zeigt, dafs, so wie durch Locomotion des ganzen Körpers, oder durch Drehung des Kopfes, so auch durch einfache Wendung des Augapfels der Winkel der Relation zwischen Auge, nahem und entferntem Gegenstande geändert, und somit Scheinbewegungen zu Stande gebracht werden können *).

13. Auch verdient das Springen des Gegenstandes aus einem Gesichtsfelde in das andere bei abwechselndem Schliefsen und Oeffnen des einen und des andern Auges hier einer Erwähnung.

14. Endlich kann ich nicht umhin, hier eines merkwürdigen Versuchs von Charles Bell **) zu erwähnen, wobei eigentlich eine scheinbare Ruhe bei wirklicher Bewegung zur Anschauung kommt. Man wende bei geschlossenen Augenliedern das eine Auge gegen die Sonne, indessen das andere mit der Flachhand vollkommen zugedeckt wird, blicke schnell in die Sonne, und schliefse eben so schnell die Lieder wieder, damit man ein reines, nicht zu sehr blendendes Spectrum erhalte.

Bewegt man nun bei geschlossenem Auge den *Bulbus* willkührlich, so scheint das Spectrum sich gleichmäfsig mitzubewegen, wird hingegen der *Bulbus* auf passive Weise durch den Finger bewegt,

---

*) Vergl. de la Hire, *Traité des differens accidens de la vue. No. XXX. Pars I.*

**) *Philos. Transact. of the roy. soc. of Lond.* 1823. *No XIV. Annals of Philosophy* 1824. *No. XXXVII. p.* 64.

so ruht das Spectrum bei den gewaltsamsten Verschiebungen an einer und derselben Stelle. Ist hierbei das Auge offen, so scheinen die Gegenstände sich zu bewegen, indessen das Spectrum ruht. Sobald jedoch die willkührliche Bewegung eintritt, so scheinen die Gegenstände zu ruhen, und das Spectrum sich zu bewegen. Eben so wenig erscheint das Spectrum bei verschlossenem Auge bewegt, wenn wir uns in Schwindel versetzt haben; bei offenem Auge hingegen führt es den klarsten Beweis von der unwillkührlichen Bewegung des *Bulbus* während des Schwindels, indem das Lichtphantom immerwährend von dem zu fixirenden Gegenstande flieht, und wieder von neuen zurückgeführt werden mufs.

15. Ich erwähne hier noch einer Erscheinung, auf die ich später bei den Wirkungen der Belladonna auf das Sehen zurückkommen werde.

Wenn man durch eine kleine Oeffnung in einem Kartenblatte einen entfernten Gegenstand betrachtet, und nun das Kartenblatt in sehr kleinen Distanzen (so viel nämlich der Diameter der Pupille beträgt) hin und her bewegt, so scheint der Gegenstand in gleichen Richtungen dieser Bewegung zu folgen; hält man in der Nähe des Loches einen kleinen Gegenstand, z. B. einen Stecknadelkopf, und unternimmt dieselbe der Hand kaum bemerkbare Bewegung, so bewegt sich dieser in bedeutenden Räumen des Gesichtsfeldes in entgegengesetzter Richtung. Diese Bewegungen werden desto bedeutender, je offener die Pupille ist, daher bei der durch Belladonna erweiterten am gröſsten.

IV. Die elliptischen Lichtstreifen.

Es übersteigt allen Begriff, wie allmählich die Aufmerksamkeit bei subjectiven Sehversuchen sich nach dieser Richtung immer mehr steigert, und Phänomene wahrnimmt, die sonst bei dem gewöhnlichen in die äuſsere Welt verlorenen Sehen nimmermehr zur Anschauung gelangen könnten.

Einstmals glaubte ich, indem ich Feuer schlug, an dem glimmenden Schwamme zwei schwachschimmernde Bogenstreifen zu bemerken, die von dem Bilde des glimmenden Körpers quer über das Gesichtsfeld auf und abwärts gingen, und das Centrum des deutlichen Sehens umfaſsten. Einmal auf dieses Phänomen aufmerksam gemacht, bemerkte ich es bei jedem Lichtanmachen immer deutlicher.

Um die Beobachtung gehörig zu verlängern, schnitt ich von Zündschwamm einen langen dünnen Streifen, und lieſs ihn in der Dunkelheit abglimmen. Nun konnte ich das Phänomen bequem und in seinem ganzen Umfange beobachten. Das Bild des verglimmenden Schwammes darf nicht genau im Achsenpuncte des Auges liegen, sondern nahe daneben nach innen. Man erblickt sogleich beim ersten Hinsehen, wo der Eindruck aufs Auge noch am lebhaftesten ist, von dem obern und untern Umfange des leuchtenden Bildes zwei elliptische Streifen, erst breiter, dann dünner werdend, auf und abwärts und quer nach aufsen, gleich einem liegenden Hörnerpaare, gebogen, und mit den äufsersten Spitzen nahe an der Eintrittsstelle des Gesichtsnerven sich beinahe berührend *). Die elliptischen Schenkel dieser Streifen sind nach oben und unten beweglich, so dafs sich der innere Raum, den sie einschliefsen, erweitert oder verengert. Wie man den Achsenpunct des Auges aus der Nähe des leuchtenden Bildes mehr gegen den Mittelpunct des innern Raumes der Ellipse rückt, so öffnen sich die Hörner derselben, und nähern sich der Gestalt des Kreises **); wird hingegen das leuchtende Bild bis nahe an den Achsenpunct gebracht, so treten die Hörner der Ellipse immer näher zusammen, und über ihren innern Raum wird ein mattes Licht verbreitet ***). Dasselbe schien mir Anfangs zu erfolgen, wenn ich den glimmenden Schwamm dem Auge näherte, oder davon entfernte, oder auch, wenn ich bei unverrücktem Schwamme das Auge zum Nahe- oder Fernesehen einrichtete; ich fand aber bald, dafs dieses von einer leichten Seitenverrückung des Bildes oder des Auges abhänge.

Bewegt man den Schwamm abwechselnd etwas nach oben oder nach unten, so wird beim Hinaufrücken der obere, beim Hinabrücken der untere

*) Siehe Fig. 23.
**) Siehe Fig. 24.
***) Siehe Fig. 25.

Streifen sichtbarer. Man kann die Figur dadurch bemerkbarer machen, daſs man den Schwamm in einem kurzen Intervalle schnell auf und nieder bewegt. Die scheinbare Gröſse und Kleinheit der Figur hängt übrigens wie bei allen Spectris davon ab, wie weit man sie in den äuſsern Raum projicirt; daher wird sie bei Entfernung des Schwamms vom Auge gröſser, bei Näherung desselben kleiner. Das Licht dieser Streifen ist matt lichtbläulich.

Wenn man den Versuch etwas länger (20—30 Secunden) fortsetzt, ohne das Auge durch Wechsel mit Finsterniſs ausruhen zu lassen, so wird man unfähig, die Erscheinung ferner zu bemerken, bis sich die Empfindlichkeit durch Schlieſsen der Augenlieder wieder sammelt. Die Bemerkbarkeit derselben hängt auch von dem Grade der Leuchtung ab. So oft der mit Salpeter gebeizte Schwamm stärker aufglimmte, oder sanft angeblasen wurde, erschien die Figur deutlicher, und wurde wieder schwächer, oder verschwand bei geringerer Leuchtung. Im Gegentheile macht eine höhere Leuchtung ihrer Sichtbarkeit schon in sofern Eintrag, als sie entweder die im Hintergrunde liegenden Gegenstände mit beleuchtet, oder das so äuſserst schwache Licht durch die stärkere Lichtempfindung verdrängt.

Uebrigens kann man sie auch an einer Kerzenflamme bemerken, wenn man diese vor einen dunkeln Grund stellt, sie mit der Hand völlig bedeckt, und nur allmählich einen kleinen Theil davon sichtbar werden läfst. Eine wesentliche Bedingung zur Erscheinung der Ellipse ist eine bestimmte Kleinheit des Lichtbildes, indem sie bei einer breitern Flamme nicht mehr bemerkbar ist. Das Lichtbild mufs so viel möglich nur ein Element der Linie selbst seyn, es mufs die Aufmerksamkeit concentrirt erhalten, ohne sie auf einer grofsen Fläche zu zerstreuen. Aber auch die Kleinheit hat ihre Gränzen, indem mit dem Kleinerwerden des Lichtbildes auch der Grad der Leuchtung vermindert wird.

Einer der wichtigsten Umstände bei dieser Erscheinung ist die jedesmalige Coëxistenz eines Lichthofes, mit dem die elliptischen Streifen in unmittelbarem Zusammenhange stehen. Dieser Umstand scheint dahin zu deuten, dafs, so wie der Lichthof, so auch die elliptischen Lichtstreifen durch eine Dispersion des Lichts in den Medien des Auges bedingt seyn mögen. Dafs diese Ellipse mit einer constanten organischen Bildung im Innern des Auges in Verbindung steht, dafs ihre Erzeugungsstelle zwischen der Eintrittsstelle des Sehnerven und dem Achsenpuncte der *Retina* ihren Sitz hat, wird auch niemand bestreiten, der einmal sich die Mühe nahm, die Erscheinung mit Deutlichkeit vor den Sinn zu bringen; ob aber Michalis's noch problematische Falte der *Retina* oder Jacobson's noch weitere Bestätigung erfordernde Flüssigkeit zwischen der *Retina* und *Chorioidea*, oder beide in Verbindung, oder keine von ihnen, sondern eine noch bis jetzt unentdeckte Organisation im Innern des Auges Grund und Bedingung derselben sey, läfst sich schwer entscheiden.

V. Mattleuchtende elliptische Fläche bei Zusammenziehung und plötzlicher Erschlaffung der geschlossenen Augenlieder.

Eine andere, an die vorige zunächst anzureihende, noch viel zartere Erscheinung, die nur auf einen Augenblick der Beobachtung sich darstellt, ist folgende.

Wenn man die Augen schliefst, und noch dazu mit der Hand bedeckt, um den Einflufs des äufsern Lichtes vollkommen abzuwehren, und nun, indem man die Aufmerksamkeit nach irgend einem andern Sinne, z. B. nach dem Gehöre hinwendet, die Augenlieder straffer an den Augapfel andrückt, und diesen etwas aufwärts gerollt fixirt, (so wie dieses im Schlafe bei angestrengter Abstraction oder Erinnerungsbestreben, oder auch bei heftigem Schmerz, Wuth, Andacht etc. von selbst und unwillkührlich geschieht), und nun, nachdem man in dem Vergessen alles Sehens eine Weile zugebracht, plötzlich seine Aufmerksamkeit in die verfinsterte Gesichtssphäre wieder hinwendet, wobei die Augenliedermuskeln mit einem Male erschlafft, und der Augapfel wieder in seine natürliche Lage gebracht wird; so erscheint in demselben Zeitmomente der Restitution eine mattweifse, stark in die

Länge gezogene Ellipse *), deren innerer Flächenraum jedoch nicht continuirlich weifs, sondern auf mannigfache Art, doch gleichmäfsig von dunkeln Stellen unterbrochen, gefleckt, getigert, geästelt ist, nicht selten mit denjenigen Figuren zu vergleichen, welche entstehen, wenn man einen Farbenreibstein plötzlich von der Farbe wegreifst, wo dann zerstreute oder zusammenhangende dendritische Gestalten kleinerer und gröfserer Art zurückbleiben.

Die innere Spitze dieses elliptischen Flecks berührt den Achsenpunct des Gesichtsfeldes, die äufsere verliert sich unbestimmt an der Eintrittsstelle des Sehnerven; die Ränder sind bald genauer begränzt, bald unbestimmt, bald lichter, bald schattirt. Die Gröfse bleibt sich bei jedesmaliger Wiederholung ziemlich gleich. Um diese Ellipse sieht man nicht selten nebst einem dunkeln Intervalle zwei noch viel mattere, breite, gefleckte Streifen, die mit ihren Rändern parallel quer über das Gesichtsfeld auf- und niedersteigen **); statt dieser Streifen sind ein- oder das andere Mal nur matte Nebelflecke in noch gröfserer Verbreitung.

Nie zeigt sich bei der hier geforderten Blickbewegung das übrige Gesichtsfeld vollkommen lichtlos, allemal erscheinen mit der Ellipse zugleich allerlei mattleuchtende Flecken und Streifen, die,

*) Siehe Fig. 26.

**) Siehe Fig. 27.

da sie nur durch indirectes Sehen ergriffen werden können, nur auf sehr unbestimmte Weise sich darstellen.

Die Ellipse ist am häufigsten kolbenförmig, das dickere Ende nach innen, jedoch auch oft gleichmäſsig elliptisch. Das Ende gegen den innern Augenwinkel zu geht oft in einen oder mehrere zarte Spitzen und Aestchen aus, nicht selten in eine Linie, die sich mit dem umgebenden elliptischen Streifen verbindet, der gewöhnlich auch nach dem innern Augenwinkel zu eine gröſsere Lichtmasse bildet. Ueberdieſs hängt die Lebhaftigkeit ihrer Erscheinung durchaus von den vorhergegangenen Lichtzuständen des Auges ab. Morgens beim Erwachen, wenn es noch finster ist, bevor noch ein äuſseres Licht ins Auge einströmte, ist sie durchaus nicht zur Erscheinung zu bringen; erst wenn äuſseres, besonders aber das volle Tageslicht mehrere Stunden hindurch aufs Auge eingewirkt hat, wie wenn es gleich einem Lichtsauger phosphorisch gemacht werden müſste, wird es fähig, die Ellipse in gehöriger Lebhaftigkeit zu erzeugen; indessen kann sie auch durch die Lichtaction weniger Minuten, wenn man in der Nacht oder vor Anbruch des Tages Licht angezündet, in einem jedoch sehr schwachen Grade sichtbar gemacht werden. Wenn man bei Tage im Freien herumgegangen ist, so daſs der weite lichte Himmelsraum seinen Einfluſs aufs Auge ausgeübt hat, und kömmt in dem schattigen Raume des Zimmers zur Ruhe, so zeigt sich unser Phänomen besonders deutlich, in einem gelblichweifsen homogenen Lichte mit schärfer begränzten Rändern und besonders kolbig; auch zeigt sich dann von den Flecken und Streifen um die Ellipse herum fast gar keine Spur.

Je matter das weifsere Licht, wie Mond- und Kerzenlicht, desto unscheinbarer ist die Figur; auch am Ende des Tages scheint das Auge erschöpft und zu ihrer Erzeugung weniger tauglich. Wenn man das Experiment zu oft und zu bald nach einander wiederholt, so erscheint die Ellipse immer schwächer und endlich kaum bemerkbar, wie wenn das Licht allmählich entladen würde.

Eben so wird ihre Erscheinung schwächer, und endlich gar nicht mehr erweckbar, wenn man, selbst bei Tage, das Auge lange vollkommen zugedeckt gehalten hat, indem sich dieses subjective Licht in den Nebelgestalten, die auch bei der vollkommensten Finsternifs dem Auge vorschweben, zu verzehren scheint.

Wenn wir auf die Bedingungen und Modificationen der Erzeugung und Erscheinungsweise dieses elliptischen Flecks zurücksehen, so glaube ich, deutet seine bestimmte Gestalt, die unter geringen Abänderungen immer wiederkehrt, auf eine bleibende organische Conformation im Innern des Auges und namentlich der *Retina*, die sie bedingt. Sie könnte eben auch in der Falte der Netzhaut ihren Sitz haben, die durch plötzliche Spannung und Nachlassung des Auges stärker afficirt würde, als die umliegenden Partien der *Retina*. Die übrigen Unregelmäſsigkeiten der Lichtvertheilung, die sich in ihrem innern Raume und am Umfange als Fleckchen, Aestchen, Sternchen und Linien zeigen, würde ich von mechanischen Zufälligkeiten des Drucks, der Cohäsionsveränderung, die gewiſs in aller Materie mit den mannichfaltigsten partiellen Lichtentwicklungen verbunden sind, und in einem sinnerfüllten Stoffe unmittelbar empfunden werden, ableiten.

Das Phosphorartige dieser Erscheinung könnte auch einen rein physischen Ursprung haben, indem Phosphorescenz (abgesehen von der chemischen, die eine langsame Verbrennung ist) ein allgemeines Phänomen in der Natur seyn mag, wenn es gleich nicht überall für uns in unserer gegebenen Sinnenschranke zur Erscheinung kömmt. Endlich leitet uns diese Lichtellipse zur Unterscheidung eines ursprünglich im Auge erzeugten und eines von aussen mitgetheilten subjectiven Lichtes, davon jenes nach der Ruhe der Nacht und der Finsterniſs sich anhäuft, durch die Einwirkung des Tages aber zerstört wird, dieses hingegen nur von auſsen sich sammelt, aber in der Leere der Dunkelheit wieder verflackert.

VI. Feld von Nebelflecken.

An die vorhergehende zarte Erscheinung schlieſst sich zunächst die folgende an, in der Hinsicht, dafs sie eben so wie jene nur einen Augenblick dauert, und so die schnellste Fassung der Aufmerksamkeit erfordert. Wenn man eben in einem mäfsig erleuchteten Raume leise schlummert, und man wird entweder durch ein äufseres nicht zu heftiges Geräusch, oder durch eigenen Vorsatz, oder was immer für andere innere Affection plötzlich geweckt, so erscheint das Gesichtsfeld, wenn gerade die Aufmerksamkeit nicht zu sehr nach aussen gerichtet wird, noch ehe das Auge sich öffnet, ganz mit neblichten Flecken, von gleichen Gröfsen und gleichen Distanzen bedeckt. Immer mufs ein solches Aufwachen, wenn die Erscheinung eintreten soll, mit einem leisen Gefühle des Erschreckens begleitet seyn, so dafs diese Empfindung eine der Hauptbedingungen des Phänomens zu seyn scheint. Es gelingt mir jedoch nicht immer, und ich wäre geneigt, es eher für einen pathologischen als für einen physiologischen Zustand zu halten.

VII. Von selbst erfolgende immerwährende Lichterzeugung im verfinsterten Gesichtsfelde.

An alle diese zarte, in den nächstvorhergehenden Nummern betrachtete Lichterscheinungen reihen sich zunächst diejenigen, die in tiefer Finsternifs vor dem immer thätigen Sinne von selbst aufsteigen. Die Finsternifs würde kaum sichtbar oder in einem Raume ausgebreitet erscheinen, wenn nicht ein schwaches Dämmerlicht den Unterschied und das Auseinander hineinbrächte.

Je länger wir mit strenger Vertiefung in die Gesichtssphäre die Finsternifs betrachten, desto mehr entwickelt sich in ihr das Reich des Lichtes und der Gestalten, bis die Phantasie des Sinnes das Geschäft übernimmt, und uns in eine leichte halbbesonnene Träumerei, oder in den wirklichen Traum hinüberführt.

In diesem Uebergange scheint der Sinn, wie die allgemeine Naturkraft aus chaotischen Nebelbewegungen (Gruithuisen's Traumchaos) zu einfachen, gleichsam unorganischen Puncten und Linien, endlich zu organischen lebendigen Gestalten überzugehen.

Denn immer zeigen sich Anfangs unbestimmbare Nebelstellen, die sich bald da, bald dort häufen. Mitunter springt in dieser oder jener Gegend (fast nie im Centrum) ein leuchtender Punct auf, der längere oder kürzere Zeit steht, wieder verschwindet, und einen schwarzen Fleck mit grauem Scheine hinterläfst, wie das Blendungsbild; oder es zeigen sich solche schwarze kleinere oder gröfsere Flecke unmittelbar, innerhalb neblicher Stellen, die bald wieder von einem neuaufdämmernden Lichte verschlungen werden.

In den meisten Fällen beginnen nach mehr oder weniger Minuten die schon von Göthe *)

*) Farbenl. erste Abtheil. §. 96.

erwähnten, von mir *) genauer beschriebenen wandelnden Nebelstreifen, ihr Spiel zu treiben, die nicht selten zu einer solchen Lebhaftigkeit gedeihen, daſs sie selbst farbige Erscheinungen geben. Später zeigen sich allerlei gerade und krumme lichte Striche von verschiedener Länge; die geraden sind häufig parallel und senkrecht stehend, die krummen unregelmäſsig und fragmentarisch. Mitunter erscheint ein Würfelfeld **) oder Fragmente der achtstrahligen Figur ***). Ueberdieſs ist es nicht gleichgültig, welchen Druck die Muskeln der Augenlieder und des Augapfels aufs Auge hiebei ausüben. Die geringste unwillkührliche Bewegung desselben bringt bei der immer zarter werdenden Empfindlichkeit die verschiedenartigsten Lichtphänomene zum Vorscheine, und zwar mehr nach auſsen im Gesichtsfelde als in dessen Mitte. Dieſs zeigt sich am auffallendsten, wenn man, besonders bald nach plötzlichem Erwachen aus einem tiefen Schlafe, noch halb schlaftrunken, in einem finstern unbekannten Raume, z. B. auf der Treppe eines fremden Hauses, tappend herumwandelt. In diesem Falle bringt eine jede unsichere Bewegung oder unerwartete Berührung momentane Oscillationen des Auges hervor, die von zarten Lichtwölkchen und andern Lichtgebilden begleitet sind. Ich zweifle

*) Beitr. p. 57.
**) A. a. O. p. 30.
***) A. a. O. p. 23.

nicht, daſs unter ähnlichen Umständen nicht selten bei einer plötzlichen Ueberraschung oder Schrekken, wo ein krampfartiger Zustand das Auge ergreift, diese Lichterscheinungen zu einer solchen Intension gesteigert werden können, daſs sie dem unvorbereiteten befangenen Sinne als Gespenster erscheinen mögen, und daſs manche Gespenstergeschichte oder Vision daher ihren Ursprung mag genommen haben *). Der Schrecken ist ein Wahnsinn. Im Wahnsinne ist die Selbstständigkeit des Geistes so weit aufgehoben, daſs ihm selbst seine eigensten Thätigkeiten der Erinnerung, der Phantasie etc. entfremdet sind, und als Objecte gegenüber stehen, und es ist leicht anzunehmen, daſs in dem augenblicklichen Sichselbstverlieren des Erschreckens subjective Sinnenphänomene für objective gehalten werden.

Es wäre ein reichhaltiges Thema, ins Specielle zu untersuchen, auf welche verschiedene Arten diese subjectiven Lichtproductionen beim künstlichen Narcotismus und Entzündungszustande nach dem Genusse von Opium, Stechapfel, Hyoscyamus etc. oder von Caffe, Campher, Moschus, Phosphor etc. zur Erscheinung kommen.

VIII. Die Kreuzspinnengewebe-Figur.

Die durch Fig. 28. nach Möglichkeit dargestellte Erscheinung bemerkte ich zum ersten Male,

*) Hibberts, *Philosophy of apparitions. Edinburgh. phil. journ. N. XX. p. 378.*

als ich nach einem tiefen Schlafe Morgens im hellen Sonnenscheine erwachte, bevor ich noch die Augenlieder aufschlug. Der Grund des Gesichtsfeldes ist rothgelb wegen Transparenz der Augenlieder; um das Centrum zeigen sich von derselben Farbe, nur etwas lichter, dünne parallele Linien, in manchen Fällen in concentrische Quadrate *), in anderen in concentrische Sechsecke geordnet **).

In dieser Form dauert die Erscheinung nur wenige Secunden, und geht schnell in ein Gitterwerk über, wie Fig. 31. darstellt. Endlich sieht man nur noch Reihen senkrechter Linien ***), bis sich alles in der Farbe der Grundfläche auflöst und ausgleicht. Alle diese Momente der Erscheinung umgibt constant ein etwas dunklerer Kreisstreifen, von dem nach aufsen das Gesichtsfeld wieder heller wird. Freilich nahm ich diese Figur in ihrer höchsten Complication, und ihre einzelnen Uebergänge, wie ich sie hier beschreibe, nicht gleich das erste Mal wahr, ich konnte sie nur als ein Kreuzspinnengewebe ansprechen, und es gehörten unzählig wiederholte Beobachtungen dazu, bis alles zur klaren Anschauung gedieh. Ich wählte zu diesem Zwecke eine Schlafstelle, wo ich während des Sommers von dem vollen Strahle der aufgehenden Sonne geweckt wurde, und es war fast

*) Siehe Fig. 29.

**) Siehe Fig. 30.

***) Siehe Fig. 32.

jedesmal mein erstes Geschäft, die sich unter solchen Umständen einfindende Figur wahrzunehmen, und zu beobachten. War der Tag beim Erwachen weniger hell, so war die Gestaltung auch weniger deutlich, und zeigte sich nur in einem der abklingenden Momente, wie Fig. 30. oder Fig. 32. oder Fig. 35.

Zwei wenn nicht wesentliche, doch sehr förderliche Bedingungen zur Erzeugung dieser Erscheinung sind diese, dafs das Auge aus dem Zustande des Schlafes plötzlich in den des Wachens übergehe, ferner, dafs beide Augen vom Sonnenlichte getroffen werden. Legte ich mich bei Tage in hellen Sonnenschein, und hielt die Augen einige Minuten mit einem schwarzen Tuche bedeckt, das ich sodann bei geschlossenen gebliebenen Augenliedern plötzlich wegzog, so fühlte ich mich sehr heftig geblendet, es zeigten sich die aufspringenden Lichtpünctchen *) und einige sich unregelmäfsig kreuzende Linien von obiger Art, aber die ruhige Erscheinung jener Figuren war durchaus gestört. Ueberliefs ich mich hingegen dem Schlummer, nachdem ich eins der Augen zugebunden hatte, und erwachte im hellen Sonnenscheine, so schwebte die Finsternifs des bedeckten Auges vor dem Gesichtsfelde, und die Figur konnte nicht zur Wahrnehmung gelangen. Ob der Umstand, dafs bei mir das eine Auge schwachsichtig, das andere kurzsich-

*) Beiträge p. 67.

tig ist, mit unter die Bedingungen der Erscheinung gehört, muſs eine von der Zeit zu erwartende vervielfältigte Wiederholung dieser und ähnlicher Versuche entscheiden.

Wir sehen bei dieser, so wie bei der nächst vorhergehenden Beobachtung von den Nebelflecken einen neuen Gegensatz der Zustände des Auges, subjective Erscheinungen hervorrufen, den des Schlafes und des Wachens, in dem beiden gemeinschaftlichen Momente des Erwachens. Der Gegensatz des Lichtes und des Schattens deckte nur innere ursprünglich organisch angelegte Gestalten auf, der des Druckes des Galvanismus war objectiv producirend, der gegenwärtige scheint die zarteste vegetative Thätigkeit in der Sensibilitätssphäre des Sinnes zu erregen, und uns, obgleich seine Gebilde eine eben so feste sinnliche Wahrheit haben, wie das Tagesgestirn, an das Reich der Träume heranzuführen, mit der Hinleitung und Gewährleistung, daſs auch die Gebilde des Traumes und der Phantasie eine materielle, in der zarten Nervenmasse organisirte Grundlage besitzen.

IX. Schläfrigkeit des Auges.

Die Empfindung der Schläfrigkeit hat zwar ihren Sitz nicht ausschlieſslich in den Gebilden des Gesichtssinnes, sondern sie überschleicht alle Partien des Nervensystems auf eine mehr oder weniger eigenthümliche Weise, deren nähere Auseinandersetzung in das Capitel vom Gefühlssinne gehört. Ich kann jedoch nicht umhin, schon hier derjenigen Empfindungsform zu erwähnen, die der Schlaf in den Schläfen, zwischen den bewuſstvollsten aufgewecktesten Sinnorganen, dem Auge und dem Ohre, seinen Sitz nehmend, mit wollüstig betäubenden Flügelschlage über den einen und den andern Sinn hinweht. Beschreiben läſst sich dieses süſse Zurückstreben des bewuſstseyenden Lebens in das ruhige Keim- und Pflanzenleben mit keinen Worten, nur hinweisen kann man auf die Erfahrung jedes Einzelnen, nur näher die Aufmerksamkeit hinleiten auf die besondern Sitze der Empfindung.

Von den sinnvoll sogenannten Schläfen breitet sich das Gefühl der Schläfrigkeit über den Vorkopf aus, und nimmt allmählich die ganze Augenhöhle ein: die Augen fallen etwas ein, wie wenn das blutlose matte Auge sich in seine Höhle zurückziehen wollte, die äuſsere Oberfläche desselben wird trocken gefühlt, die nach auſsen unnütze Richtung der sich erweiternden Pupille wendet sich nach oben und innen, und ein leiser Krampf befällt den Ringmuskel und den Aufheber des obern Augenliedes, in deren Wechselkampfe das Auge erst blinzelt, dann aber die Quelle des Lichts von der an sich finstern Auſsenwelt völlig abgeschlossen wird.

Noch früher, besonders wenn das wachende Auge den überwindenden Schlaf zu bekämpfen strebt, tritt oft momentan das früher von mir beschriebene Starrsehen ein *). Die Aufmerksamkeit des Gesichtssinnes kann sich nicht mehr in einem Puncte sammeln, die Gegenstände werden unbestimmt, denn unfähig ist der Sinn, ihnen ihren Ort im Gesichtsraume anzuweisen und festzuhalten; unterdessen bewölken wallende Nebelstreifen die Gesichtssphäre, oder es fliehen Würfelgestalten über das Sehfeld, ein spielendes Traumchaos überschleicht das noch offene Auge, und entrückt momentan die Gegenwart dem immer schwächer widerstrebenden Sinne.

Wenn dann der wach bestrebte Wille, oder eine rohere Aufsenwelt den unerlaubten Schlaf aufschreckt, fliehen die Schattengestalten schnell aus einander, und lassen oft lichte Spuren hinter sich. Bei dem allen ist die Empfindlichkeit gegen das Licht gesteigert, es blendet das Auge mehr als sonst, und das mit gröfseren Graden der Blendung verbundene Gefühl des Kitzels, das in den Ciliar- und Muskelnervenästen seinen Sitz hat, ist viel intensiver, und verursacht ein unwillkührliches Blinzeln der Augen; ein eigenes Gefühl von Druck und Schwere nimmt die *Orbita* ein, welches zwar durch Zusammenpressen der Augenlieder oder durch Reiben mit den Fingern auf eine Zeit verscheucht, und das Auge ermuntert wird, aber bald mit dem übrigen Gefolge nur noch stärker zurückkehrt. Ueberhaupt kann jede erhöhte Thätigkeit des Ge-

*) Beiträge p. 155.

sichtssinnes, angestrengtes Nahe-oder Fernesehen, das Sehen in eine Lichtflamme, Fixirung des Blicks, Erhöhung der Aufmerksamkeit etc., alle diese hereinbrechenden Phänomene der Schläfrigkeit auf kürzere oder längere Zeit zerstreuen, sie kommen aber bald wieder, wenn die Weckungsmittel nicht anhaltend gewirkt haben. Wird der Blick an einem Gegenstande fixirt, so tritt augenblickliche Munterkeit ein; bald aber bemächtigt sich das Starrsehen des Auges, und es ist nicht fähig, den gegebenen Punct der Entfernung des Gegenstandes festzuhalten, sondern schwankt vor und hinter denselben, meist aber spannt es sich zum fernsten Fernesehen ab, und nun treten amaurotische Dämmergestalten vor die Gesichtssphäre, und entrücken nach und nach die Aufsenwelt dem Bewufstseyn. Eben so schwer ist es, die Aufmerksamkeit im Gesichtssinne zu fixiren; immer flieht sie von neuen in das Chaos der Phantasie zurück, welche von aufsen nach innen zurückweichend in der eigenen subjectiven Welt in Traumbildern thätig wird.

Auch die freie Bewegung der Augenmuskeln bei Auffassung der Umrisse der Gegenstände ist in einem lähmungsartigen Zustande, leicht schielen die Augen, und werden doppelsichtig.

Alle solche partielle Aufregungen, sie mögen von aufsen oder von innen ihren Ursprung haben, sind nicht hinreichend, die Gewalt des Schlafes, wie sie sich im Gebiete des Gesichtssinnes äufsert, zu überwinden. Nur wenn das Gemüth in seinem

Centrum ergriffen wird, wenn ein Affect, oder mehrere zugleich das Nervensystem in Aufruhr bringen, wird auch die magnetisirende Kraft der Schläfrigkeit überwunden, und das wachende, in ein Centrum und seine Radien geschiedene Bewuſstseyn, das in die Unbestimmtheit des Urseyns zurückstrebte, wieder hergestellt.

Bei meinen Versuchen, die Phänomene der Schläfrigkeit, wie sie sich gerade an dem edelsten Sinne äuſsern, zu erklären, fand ich mich immer geneigt, das hinter den Schläfen gelagerte Ganglion des fünften Paars als den Heerd zu betrachten, von dem zunächst das verfinsternde Princip des Schlafes durch seine Aeste nach den Sinnen hin, und durch seinen Stamm in das Innere des Gehirns und Rückenmarks seinen Einfluſs ausübt.

X. Untersuchungen über Blendungsfarben.

Was Büffon über die Mischung der subjectiven und objectiven Farben und ihre wechselseitige Erhöhung und Modificirung sagt, ist nicht tief genug gehend, und war für seine Zeit hinreichend; daſs es aber noch heut zu Tage hin und wieder nachgeschrieben wird, ohne daſs man weiter dringt, ist vielleicht nur darum verzeihlich, weil die Menge neuer und wichtiger Entdeckungen der Gegenwart die Aufmerksamkeit und das Interesse zu sehr in Anspruch nimmt. Aber auch unsere stillen Untersuchungen in dem engen Kreise der persönlichen Subjectivität haben einen nicht geringeren Werth und Wichtigkeit, und scheinen jene dynamischen Vorgänge, welche die materielle Welt in Bewegung bringen, in ihrer Quelle zu ergreifen.

Wenigstens hat Darwin gezeigt, dafs eine sinnige Betrachtung derselben ihnen manchen wichtigen Satz für Physiologie und Pathologie abgewinnen könne.

Ich wünsche daher, dafs es den Physikern und Physiologen nicht unter ihrer Würde zu seyn scheine, folgende erweiterte Versuche über die Farbenspectra mit mir anzustellen.

1. Ich richte mir viereckige Papierschnittchen von viermal vier Quadratlinien von allen sechs Hauptfarben in ihrer möglichst reinen Qualität vor. Diese werden auf eine Unterlage vom reinsten weifsen Velinpapier gebracht.

Ueberdiefs bezeichne ich vorläufig jedes davon in seiner Mitte mit einem schwarzen Pünctchen, damit das Auge, wenn es dieselben fixirt, einen Anhalt habe. Ich wähle nun zwei davon, z. B. ein rothes und ein grünes, rücke sie mit ihren Rändern genau an einander, und fixire in der Mitteldistanz des deutlichen Sehens die Mitte der gemeinschaftlichen Gränze der beiden Ränder zwanzig Secunden lang, indem ich dabei die Schläge der nahen Uhr abzähle. Nach diesem blicke ich auf eine freie Stelle des Papiers unterhalb der farbigen Papierquadrätchen, und zähle an den Uhrschlägen auf gleiche Weise die Dauer der Zeit ab, welche bis zum völligen Verschwinden der beiden nachgebliebenen Blendungsbilder verstreicht; es sind beinahe eben so viel (20) Secunden, in welchen das Spectrum in der Erscheinung feststeht.

Sollte ein Auge für diese so zarten Phänomene weniger empfänglich seyn, so müfste die primäre Anstarrung längere Zeit, 40, ja 60 Secunden fortgesetzt werden, bis das Blendungsbild mit hinreichender Intensität eingeprägt wäre, und sodann müfste eben so genau seine Nachdauer abgezählt werden, weil auf diesem subjectiven Mafse die ganze folgende Beobachtung beruht. Durch oftmalige Wiederholung dieser Operation mit verschiedenen Farben und verschiedenen Zeitmafsen erwirbt man sich nach und nach den anschaulichen Begriff von einem Grundmafse, welches die normale Dauer des Blendungsbildes für das eigene Individuum ausdrückt.

2. Ich separire obige Papierschnittchen auf einen Zoll, starre nun z. B. das grüne in seinem mit einem Pünctchen bezeichneten Mittelpuncte 20 Secunden an, und werfe sodann das Blendungsbild schnell hinüber auf das rothe Papierschnittchen, indem ich dabei 10 Secunden abzähle, und blicke sodann auf den weifsen Grund.

Hier zeigt sich keine Spur mehr eines rothen Blendungsbildes, dergleichen die grüne primäre Farbe forderte, sondern man sieht nur ein etwas weifseres Quadrätchen als der umliegende Grund, wie wenn die primären Farben nur als Grau gewirkt hätten. Man wiederhole diesen Versuch mit allen übrigen Grund- und combinirten Farben, z. B. mit Gelb und Violett, mit Blau und Orange, und es wird sich jedesmal dasselbe bewähren, dafs das nachbleibende Blendungsbild in der geforderten, aber objectiven Farbe ausgelöscht wird; die rothe subjective Farbe wird durch eine rothe objective, die orange subjective (von der blauen hervorgerufen) durch eine orange objective, die violette subjective von der gelben erregt, durch eine violette objective u. s. w. in kürzerer Zeit aufgehoben, als sie für sich auf weifsem Grunde gedauert hätte.

Ich kann bei obigem Experimente auch nur 5 Secunden zählen, und die Aufhebung ist schon vollendet. Weniger Secunden sind nicht hinreichend, die Farbenqualität vollkommen aufzuheben, sie schwächen nur dieselbe; hält man hingegen den Blick längere Zeit in der mit der subjectiven gleichnamigen Farbe getaucht, so wird sie nicht nur aufgehoben, sondern es entwickelt sich wieder nach den bekannten Regeln ihr Gegensatz. Man kann daher den obigen Versuch, um dieses allmähliche Verfärben des Blendungsbildes recht deutlich zu sehen, auf folgende Weise modificiren.

Wenn sich ein hinreichend lebhaftes Blendungsbild nach dem fixen Anschauen einer objectiven Farbe gebildet hat, so sehe man damit zwei Secunden lang in ein gleichnamig gefärbtes Object,

dann

dann wieder zwei Secunden auf den weifsen Grund, und wieder zurück in die Farbe und so abwechselnd, bis die Farbenqualität aufgehoben ist, und nun ferner, bis sich ein neues, dem vorigen entgegengesetztes Blendungsbild erzeugt. Noch eine Abänderung des Versuchs kann folgendermafsen bewerkstelligt werden. Man nehme einen Streifen schönes rothes Papier, lege es zur Hälfte über ein lichtgrünes, so dafs unter der halben Breite des rothen das grüne als ein schmaler Saum hervorragt, und beide auf den weifsen Grund. Nun fixire man einen Punct, etwa vier Linien hoch oberhalb der Ecke, wo sich das rothe und grüne Papier dekt, und sehe es etwa 30 Secunden lang an, bis sich ein hinreichend lebhaftes Blendungsbild eingeprägt haben wird. Nun werfe man den Blick in die Spitze der Ecke, so dafs das grüne Blendungsbild zur Hälfte auf weifsen, zur Hälfte auf grünen Grund fällt; die Blendungsfarbe wird in den nächsten 10 Secunden eine ungleiche Einwirkung sowohl des objectiven Weifsen als des Grünen erleiden. Jenes wird nicht vermögend seyn, seine Farbenqualität aufzuheben, doch wohl dieses, und wenn der Blick noch tiefer auf rein weifsen Grund geworfen wird, so erscheint jenes Blendungsbild nur zur Hälfte noch *).

3. Dafs eine subjective Farbe die gleichnamige objective in den ersten Momenten erhöht, und durch

*) Vergl. Schopenhauer über das Sehen und die Farben p. 55.

sie erhöht wird, bis das gewöhnliche Mafs der Einwirkung eintritt, und dann bei fortgesetztem Anstarren der Eindruck sich abstumpft, haben von jeher die Maler practisch beobachtet, und in Anwendung gebracht, und alle diejenigen erwähnt, die wissenschaftliche Untersuchungen über diesen Gegenstand anstellten.

Sieht man eine roth gefärbte Fläche längere Zeit starr an, so verliert sich allmählich die Lebhaftigkeit der Farbenqualität, während sich die subjective Gegenfarbe (hier die grüne) immer intensiver erzeugt; wird diese sodann auf eine grün gefärbte Fläche geworfen, so erscheint sie erst über das Mittelmafs erhöht, kehrt dann zu diesem zurück, und kömmt endlich unter dasselbe.

Im Allgemeinen läfst sich diese Erscheinung so ausdrücken: der objective Einflufs wirkt in dem ersten Zeitmomente auf das reine, noch nicht speciell gestimmte Organ rein als solcher ein, daher auch die Einwirkung desselben in ihrer Ungetrübtheit vernommen wird, und eine seiner Natur gemäfse Veränderung hervorbringt. Da es jedoch in der lebendigen Natur keine Einwirkung ohne eine gemäfse Rückwirkung gibt, so wirkt das Organ aus innerem Principe dem objectiven Einflusse entgegen, und es wird in demselben eine der objectiven entgegengesetzte Abänderung oder Stimmung hervorgebracht, welche jene entweder vollkommen aufhebt, oder wenigstens bei fortdauernder äufserer Einwirkung zum Theile abstumpft. Wird der objective Reiz weggenommen, so bleibt die subjective Aufregung noch eine Zeit, und vermittelt die Aufnahme jedes folgenden Reizes (man sagt, das Organ ist verstimmt). Ein dem vorigen Reize entgegengesetzter bringt eine entgegengesetzte Aufregung hervor, beide subjective Aufregungen heben einander wechselseitig auf, und die Stimmung des Organs kehrt zu ihrer reinen allseitigen Receptivität aus einseitiger Determination wieder zurück.

Es ist auffallend, wie hier die Gesetze der Homöopathie mit der gröfsten Bestimmtheit ausgedrückt sind. Die subjective Farbe ist ein Pathos, welches durch eine ihr gleichnamige objective aufgehoben wird *). Man sieht jedoch hier zugleich tiefer in das Innere der Erscheinung. Man unterscheidet primäre Einwirkung und secundaire subjective Rückwirkung, einen Moment der Passion und einen der Action; man sieht, dafs nur zwei in einem und demselben Substrate erregte, entgegengesetzte subjective Actionen einander bekämpfen und aufheben, dafs der Moment der Passion nie unmittelbar das Wirksame sey, und dafs das kranke Leben und seine ausschweifenden Thätigkeiten nicht durch objective, aufserhalb seiner Sphäre liegende Mittel, sondern im eigenen Gebiete durch gleichbürtige, nur durch aufsern Anstofs geweckte Kräfte bekämpft werden, auf gleiche

*) Das grüne Spectrum durch die grüne objective Farbe, das gelbe durch die gelbe etc.

Art, wie dasselbe in der Sphäre der Ideen und der Gefühle von jeher gültig war.

Diesemnach könnte die Homöopathie, wenn was Wahres daran ist, mit noch gröſserem Rechte Heterosthenie heiſsen.

4. Eine noch willkommnere Anwendung, jedoch mehr innerhalb unseres eigenen Kreises, finden obige Versuche und Beobachtungen auf die Erklärung der Newton'schen gedrehten Farbenscheibe. Man theile die Scheibe in mehrere gleiche Segmente, und vertheile die Farben mit folgender Abwechslung: roth, grün, weiſs; blau, orange, weiſs; gelb, violett, weiſs. Man bringe vor die Scheibe, jedoch so, daſs sie bequem gedreht werden kann, einen Deckel mit einer Oeffnung, durch welche bloſs eines von jenen Segmenten sichtbar ist, und setze die Scheibe in Bewegung, ehe der Zuschauer auf das Segment hinsieht.

Hat nun dieser seinen Blick auf das Segment gerichtet, so ist nach obigen Erfahrungen kein Grund da, warum er eine andere als die reine weiſse Farbe sehen sollte. Die Einwirkungen der nebeneinander liegenden farbigen Segmente heben einander durch objectiven und subjectiven Gegensatz vollkommen auf, und bewähren das Organ als rein im nächsten weiſsen Felde, und so bei allen folgenden. Dasselbe gilt, wenn die Scheibe zurückgedreht wird; auch wenn die weiſsen Segmente nicht zugegen sind, hat es nothwendig seine Gültigkeit, und diese sind nur eine Zugabe, um den

Versuch von allem, auch dem entferntesten Hauche einer Farbenqualität zu befreien.

Indessen bewirkt auch die gewöhnliche Dislocation der Farben nach der Ordnung des Regenbogens ein Gleiches. Man mufs annehmen, dafs hier die entgegengesetzten Farben, einander übergreifend, sich abwechselnd aufheben, und auf solche Weise bei schneller Drehung der Scheibe ein gleiches Resultat hervorbringen.

Ueberhaupt ist das Phänomen der gedrehten farbigen Scheibe eines der complicirtesten, die sich in der physiologischen Optik finden. Man kann es auf folgende Weise analysiren. Man richte sich sechs Kreise vor, jeden davon überziehe man lichtgrau bis auf ein Segment, ein Sechstel des Kreises, welches mit einer der sechs einfachen und zusammengesetzten Hauptfarben: roth, blau, gelb, grün, violett, orange, so rein als möglich gefärbt ist. Jeder dieser Kreise einzeln an die Scheibe geheftet, und in Umschwung gebracht, läfst diese homogen in der Farbe des Segments erscheinen, doch um so vieles geschwächt, als das farbige Segment auch auf die übrigen fünf Theile der Scheibe sich ausgebreitet hat. Färbt man zwei Sechstel-Segmente mit verschiedenen Farben, und bringt sie in Umschwung, so gilt dasselbe von ihnen; jedes derselben breitet sich über die ganze Scheibe aus, verliert um so viel an Intension, und beide decken einander wechselseitig. Ist endlich die Scheibe mit sechs farbigen Segmenten bemahlt, so vereinigt der

Umschwung auch diese in einem und demselben Raume, und die Wirkung der einzelnen Farben aufs Auge ist als gleichzeitig anzunehmen; daher ist es ganz gleichgültig, in welcher Ordnung die Farben zusammengestellt sind, sie übergreifen einander auf gleiche Weise, und die entgegengesetzten erregen und vernichten ihre Spectra, sie mögen nachbarlich oder *e diametro* stehen. Dafs jedoch durch solche Mischung der einzelnen Farben ein Weifs von höherer Leuchtung entsteht, als die Summe der einzelnen Antheile erwarten liefs, kann nur durch Aufregung des subjectiven Lichts erklärt werden, welches durch entgegengesetzte Farbensollicitationen der Netzhaut, wie die Electricität, nach allgemeinen dynamischen Gesetzen sich entwickelt.

5. Objective Farben in sehr kleinen Partikelchen unter einander gemischt, und in solche Entfernung vom Auge gebracht, dafs ihre Gränzen ununterscheidbar werden, geben eine homogene, zusammengesetzte Farbe, die wieder ein bestimmtes Blendungsbild erregt, so das aus Gelb und Blau zusammengesetzte Grün — Roth; das aus Gelb und Roth zusammengesetzte Orange — Blau; das aus Blau und Roth zusammengesetzte Violette — Gelb. Werden diese zusammengesetzten Farben so erzeugt, dafs eines ihrer Elemente objectiv, das andere subjectiv ist, so erfolgt nicht dasselbe Resultat, sondern es wirken das vorhandene und das zu erregende Blendungsbild innerlich und theilweise

aufhebend und modificirend auf einander. Man errege z. B. durch das Anschauen des orangefarbenen Quadrats ein blaues Spectrum, werfe dieses auf ein gelbes Quadrat, so wird dieses durch Mischung des objectiven Gelben und des subjectiven Blauen Gelbgrün erscheinen; es wird aber kein dieser Farbe entsprechendes bläulichrothes Spectrum sich erzeugen, sondern, wenn man den Blick prüfend wechselsweise auf das gelbe Quadrat und den weifsen Grund wirft, wird allmählich das blaue Spectrum in Violett übergehen; eben so aus dem Violetten ins Blaue, wenn ich die Ordnung der angeschauten Quadrate umkehre. Errege ich am Blauen ein orangefarbenes Spectrum, so verwandelt sich dieses durch Anschauen des Gelben allmählich in Roth, bläulich Roth, und endlich in Violett; umgekehrt verwandelt sich das durchs Gelbe erregte violette Spectrum am Blauen in Roth, und endlich in Orange; stelle ich Roth neben Gelb, und wecke am Rothen das grüne Spectrum, so verwandelt sichs am Gelben erst in Blau, dann in Violett; bringe ich durch Gelb ein violettes Spectrum hervor, so wird dieses am Rothen erst blau, dann grün. Wenn durch Anschauen eines grünen Quadrats ein rothes Spectrum zum Vorscheine kömmt, so geht dieses am gelben Quadrate ohne eine vermittelnde einfache Farbe in Violett über; eben so das violette Spectrum des gelben am grünen Quadrate allmählich in Roth.

Es wäre hier überflüssig, alle die übrigen hieher gehörigen Versuche speciell durchzugehen. Man kann sich leicht die allgemeine Regel daraus abstrahiren, daſs Spectra von benachbarten objectiven Farben nach Göthe's Farbenkreise ebenfalls benachbart sind, und durch objective Einwirkung in einander wechselsweise unmittelbar übergehen; ferner, daſs Spectra von heterogenen einfachen Farben, die durch eine gemischte vermittelt sind, z. B. gelb und roth, und solche von heterogenen gemischten Farben, zwischen denen eine einfache liegt, z. B. orange und violett, wenn sie mit denen sie erregenden objectiven Farben in gekreuzte Wechselwirkung kommen, orange mit gelb, gelb mit violett u. s. w., ebenfalls nur durch ihre mittlere, einfache oder zusammengesetzte Farbe in einander übergehen. Von den Spectris der entgegengesetzten war schon bei 2. die Rede. Man kann diesen und die vorhergehenden Versuche auch auf folgende Art bequem anstellen. Man schneide sich von den Hauptfarben zweierlei Quadrate, gröſsere und kleinere im Verhältnisse von 3 : 6 Quadrat-Linien, und werfe nach hinreichender Anstarrung das Spectrum des einen oder des andern über oder in das andere und abwechselnd auf den weiſsen Grund, bis die Aufhebung oder Verwandlung der Farbe erfolgt ist.

6. So wie wir die objectiven Farben mischen, so können wir auch die Mischung der subjectiven dadurch veranstalten, daſs wir ihre objectiven Er-

reger (unsere farbigen Quadrate) in gleich kurzen Zeitabschnitten (z. B. von zwei Secunden) so lange wechselsweise anschauen, als nöthig ist, ein hinreichend lebhaftes Blendungsbild zur Erscheinung zu bringen (40—60 Secunden); die Einwirkung jeder einzelnen Farbe wird dadurch so modificirt, daſs jene des Spectrums eine mittlere zusammengesetzte oder einfache von denen wird, die durch abgesonderten Einfluſs der objectiven Farben zu erwarten waren. Wenn man z. B. orange und grün durch 60 Secunden jedes abwechselnd zu zwei Secunden anschaut, so wird die Farbe des daraus entstehenden einfachen Spectrums, aus den dem Orange und Grün entsprechenden Farben blau und roth gemischt, violett seyn. Wählt man roth und gelb, so ist das daraus gemischte Spectrum blau, die Mittelfarbe der einzelnen, jenen Farben entsprechenden grünen und violetten Spectra.

Um alle die Modificationen, welche die Spectra durch objective Farben erleiden, schematisch mit einem Male zu übersehen, nehme man Figur 33. vor.

Die Buchstaben sind als Anfangsbuchstaben der Farben hinreichend bezeichnend; die punctirten Linien bedeuten die Combinirung der Farben, um ein abgeändertes Spectrum zu erhalten; der Pfeil weist auf die Farbe hin, welche durch die combinirte Wirkung als Spectrum zurückbleibt; die Null im Centrum bedeutet, daſs die hier einander *e diametro* gegenüberstehenden Farben in ihren

Spectris sich wechselseitig aufheben, und die reine Indifferenz wieder herstellen; endlich weisen die Combinationen je zweier nächst benachbarter Farben nach aufsen hin auf *n* mit der Bedeutung, dafs das aus ihrer Wechselwirkung entstehende Spectrum eine Nüancefarbe der Grundspectra gebe, also blaugrün, gelbgrün, röthlichgelb, grünlichblau, indig etc. Wählt man dreifarbige Quadrätchen zur combinirenden Mischung der Blendungsbilder, so zeigen sich, man mag das abwechselnde Anstarren so lange forttreiben, als man will, jedesmal nur schwache, schnell vorübergehende Spectra, in schwachen, den einzelnen objectiven entgegengesetzten Farben, ein Beweifs, dafs Abwechslung und nicht zu langes Verweilen an einer und derselben objectiven Farbe die Entwicklung der Blendungsbilder hindert.

7. Die Intension der Farbenqualität ist bei ihrer Erscheinung sowohl von ihren simultanen als von ihren successiven Verhältnissen abhängig. Man schneide gleiche Quadrätchen, etwa von zwei Linien Breite, von jeder Farbe zweie, und lege eines davon auf weifsen und schwarzen Grund: man wird einen fremden Zuschauer kaum überweisen können, dafs sie aus einem und demselben Stücke geschnitten sind, so sehr erhöht der schwarze Grund, und vertieft die Farbe der weifse.

Aber auch derselbe weifse oder schwarze Grund afficirt die Intension, je nachdem das farbige Stückchen gröfser oder kleiner ist. Je kleiner es ist (bis

½ Linie etc. Breite), desto heller erscheint es auf schwarzem, desto dunkler auf weifsem Grunde.

In Hinsicht der Succession habe ich schon früher erwähnt, dafs das längere Anstarren die Lebhaftigkeit der Farbenqualität vermindert, die Farbe in sich selbst verdunkelt.

8. So wie allenthalben in der ganzen Natur an der gemeinschaftlichen Gränze heterogener Körper, oder auch blofs heterogener Zustände eines und desselben Stoffes sich eine Quelle dynamischer Bewegungen entwickelt, eben so sehe ich ein Aehnliches, wenn nicht Gleiches in der Substanz der *Retina* dort erfolgen, wo nach der Dimension der Breite verschiedenartige Beleuchtungen an einander gränzen. Man lege ein weifses Quadrätchen von der Breite zweier Linien auf einen schwarzen Grund, starre es 20—30 Secunden an, und blicke sodann ins Schwarz hinein, so wird man ein noch dunkleres Viereck sehen, dessen Ränder mit einem graulichen, sich allmählich verlierenden Scheine umgeben sind. Legt man auf den schwarzen Grund statt des weifsen Quadrätchens ein rothes, so zeigt sein grünes Spectrum einen röthlichen Schein; auf gleiche Weise das blaue Spectrum einen orangen Schein u. s. w. Man sieht hieraus, dafs die objective Farbe nicht blofs in die Tiefe der *Retina*, sondern auch in die Breite einwirkt, jedoch nicht gleichmäfsig nach ihrer ganzen Ausbreitung, sondern zunächst an der Gränze der heterogenen Beleuchtungen am intensivsten. Die Wirkungen der

beiden Beleuchtungen überströmen die Ränder der gemeinschaftlichen Gränze, und bilden nach beiden Seiten eine endliche, allmählich verstrahlende Atmosphäre *).

Würden solche Ränder in gehöriger Nähe vervielfältigt, so könnten ihre. verschränkten Actionen und Strahlungen wahrscheinlich auch erhöht werden. Ich wäre geneigt, das im ersten Bändchen **) beschriebene zickzackförmige Gewimmel, das als Spectrum nach Anschauung von Parallellinien eine Weile zurückbleibt, hieher zu rechnen, und es durch die ineinander greifenden Strahlungen des an den Rändern entgegengesetzt gestimmter Stellen der *Retina* erregten subjectiven Lichtes zu erklären.

9. Dafs die Farbenqualität etwas sehr Unbeständiges, objectiv Unwesentliches sey, davon kann man sich auf vielfache Weise leicht überzeugen. Schon die eigenen beiden Augen werden bei den meisten Personen in dieser Hinsicht verschieden seyn. Gewöhnlich erscheint die Farbe dem schwachsichtigen Auge weniger lebhaft, als dem starksichtigen; in der Dämmerung unterscheidet das starksichtige Auge die Farbenqualität noch dann, wenn sie für das schwachsichtige schon verschwunden ist. Wenn schon bei einem und demselben Individuum die beiden Augen in dieser Hinsicht so verschieden sind, um so mehr mag diese Verschiedenheit bei ver-

*) Vergl. Göthe's didakt. Theil d. Farb. §. 56.
**) Beiträge p. 119.

schiedenen Individuen zu finden seyn, nur dafs es schwer ist, ein objectives Urtheil darüber auszumitteln. Schon die beiden Hauptvarietäten der schwarzen und blauen oder grauen Augen mögen in Hinsicht der Empfänglichkeit für Farbe bedeutend verschieden gestimmt seyn. Das eine Extrem hievon bildet die Leucopathie, wo leider die Beobachter die Receptivität für Farbe nie untersucht haben. Aber auch schon frühere Grade der Blonden werden für blässere Farbennüancen weniger empfänglich seyn; am lebhaftesten werden wahrscheinlich die Schwarzhaarigen die Farbe empfinden. Dafs die *Retina* gegen ihre Peripherie zu den Sinn für Colorit allmählich verliere, habe ich schon in der ersten Abhandlung näher auseinander gesetzt. Objectiv hat der Grad der Beleuchtung grofsen Einflufs auf die Intensität der Farbenqualität. Um sich davon recht lebendig zu überzeugen, nehme man vor Anbruch des Tages, wo es eben schwach zu dämmern beginnt, die Farben vor sich. Anfangs sieht man nur schwarz und grau. Gerade die lebhaftesten Farben, das Roth und das Grün erscheinen am schwärzesten. Das Gelb kann man von Rosenroth lange nicht unterscheiden. Das Blau war mir zuerst bemerkbar. Die rothen Nüancen, die sonst beim Tageslichte am hellsten brennen, nämlich carmin, zinnober und orange zeigen sich lange am dunkelsten, durchaus nicht im Verhältnisse ihrer mittleren Helligkeit. Das Grün erscheint mehr bläulich, und seine gelbe Tinte entwickelt sich erst mit zunehmendem Tage.

Von subjectiven Bedingungen unabhängig ist der Umstand, daſs Saftfarben, besonders wenn sie etwas dicker aufgetragen sind, eben so farbige, durchsichtige Tincturen, wenn sie bei hellem Tageslichte noch so prangend sich weisen, bei schwachem Lichte unscheinbar werden, weil es bei diesen durchsichtigen Farben auf die Beleuchtung des lichten Hintergrundes am meisten ankömmt, zudem das schwache Licht durch das Pigment nicht hindurchdringen kann.

Die Gröſse der farbigen Figur hat auf die deutliche Erscheinung des Colorits einen noch viel bedeutenderen Einfluſs in der Dämmerung, als beim Tageslichte. Wenn ein Quadrat von mehreren Zollen Breite schon ganz bestimmt als roth angesprochen wird, so erscheint ein Stückchen desselben Materials von einigen Linien noch immer als schwarz.

10. So wie bekanntlich das Blendungsbild einer rothglühenden Kohle durch ein grünes Spectrum abklingt, und endlich einen matten Schein mit dunkler Mitte zurückläſst, so kann diese hier in der bloſsen Succession entwickelte Erscheinung auch räumlich nebeneinander dargestellt werden, wenn man die Kohle mäſsig im Kreise bewegt, so daſs die einzelnen Momente der Blendung früher Zeit gewinnen, auszulöschen, ehe das Gluthbild auf seine erste Stelle zurückkehrt; Fig. 34. stellt die Er-

scheinung beiläufig dar. Es zeigt ein rothes Band als Spur des ersten Moments des Eindrucks, diesem folgt ein leeres Intervall, dann das grüne Spectrum, ebenfalls in ein Band verzogen und jenem ersten im Kreise nachlaufend, endlich eine schwarze Furche, von einem grauen Nebel umgeben. Es gehört eine sehr feine Empfindlichkeit der *Retina* für Farbe und Licht und eine geübte Aufmerksamkeit in der Richtung auf subjective Sinnenphänomene dazu, wenn der Versuch gelingen soll; und auch so läſst er sich nicht lange fortsetzen, indem die zarte Rückwirkungsfähigkeit bald abgestumpft wird. Dieser Versuch ist darum nicht unwichtig, weil er uns einen Zwischenmoment der vollkommnen Reactionsfähigkeit zur Erscheinung bringt, der zwischen den objectiven Eindruck und das sich durch subjective Rückwirkung erhebende Spectrum als leere Indifferenz in die Mitte tritt, und wieder auf ein allgemeines Gesetz hinweiset, vermöge dessen alle Kraftgegensätze durch eine eben so reale Indifferenz, als sie selber sind, hindurchgehen müssen.

XI. Einiges über Druckfiguren.

1. Eine groſse mattleuchtende Kreisfläche bemerkte ich zuerst im verdunkelten Gesichtsfelde, als ich beim Waschen des Gesichtes die Hand mit einem sanften Drucke über das Auge hinstrich. Jedoch wollte es mir nicht immer gelingen, die Erscheinung auf diese Art hervorzurufen; ich muſste

mich daher nach constanten Bedingungen umsehen. Diefs gelang mir auf folgende Weise.

Ich breite, wenn es bei Tage ist, ein dunkelfarbiges Tuch über das Gesicht aus, so dafs vollkommene Finsternifs hergestellt wird; dann drücke ich allmählich und sanft (jedoch nicht so stark, dafs sich selbstleuchtende Druckfiguren einzustellen anfangen) mit dem Theile der Flachhand, der sich vom Ballen des kleinen Fingers gegen den Handteller hinzieht, das Auge, und ziehe sodann die Hand, nachdem ich noch einen kleinen Nachdruck gegeben, plötzlich vom Gesichte wieder ab. Es zeigt sich dann in dem finsteren Gesichtsfelde ein vollkommen runder mattleuchtender Kreis *) mit scharfbegränzten Rändern gerade gegenüber, von 70—80 Graden Durchmesser, so dafs für das indirecte Sehen in der Peripherie des Gesichtsfeldes ein finsterer Raum noch übrig bleibt. In den meisten Fällen ist die Mitte dieses Kreises dunkel oder mit einigen Nebelflecken besetzt, deren Gestalt sich nicht bestimmen läfst. Die Leuchtung hat meistens eine bestimmte Richtung in ihrer Bewegung, je nachdem die Handfläche auf einer oder der andern Seite früher vom Auge abgehoben wird; selten erscheint sie gleichzeitig in allen Puncten, da nämlich, wo sichs trifft, dafs die Hand gerade senkrecht vom Auge wegzuckt.

2. Wenn man bei diesem Experimente den Augapfel etwas nach aufsen wendet, so erscheint nach

*) Siehe Fig. 35.

nach jedesmaligem Drucke der in meinen ersten Beiträgen sub No. X. erwähnte Lichtkreis in der Gegend der Eintrittsstelle des Gesichtsnerven. Man sieht diesen Lichtkreis zugleich etwas nach aussen verlängert, und zwar schief abwärts, schief aufwärts oder horizontal, je nachdem man das Auge abwärts oder aufwärts wendet, oder in der mittlern Lage erhält, was gerade den Zerrungsrichtungen des Sehnerven entspricht, die sich also eine kleine Strecke schief in die Nervenhaut fortsetzen müssen.

3. Als ich den Bedingungen jenes Kreises weiter nachspürte, fand ich, dafs einzelne Partien eines seiner Kreisumrisse auch durch den blofsen Fingerdruck, der an einzelnen Stellen zwischen dem Augapfel und dem Augenhöhlenrande angebracht wird, zum Vorscheine kommen, und zwar am deutlichsten, wenn man die einzelnen Drucke und Nachlässe am äufsern Augenwinkel in schneller Folge nach einander wiederholt.

Es zeigt sich dann der gewöhnliche leuchtende Kreis des Fingerdrucks, den schon Darwin beschrieb; zwischen diesem aber und dem übrigen inneren Raume des Gesichtsfeldes sieht man, nach einem kleinen dunkeln Intervalle, einen gröfsern oder kleinern Arcus von einem grofsen Kreise, dessen Centrum gerade in den Achsenpunct des Auges fällt. Ein gleicher Kreisbogen zeigt sich ihm gegenüber an der äufsern Seite des Gesichtsfeldes, weniger deutlich sieht man ihn in den übrigen

Regionen des Kreisumfanges. Besonders deutlich kömmt er zum Vorscheine, wenn man bei gleichem Verfahren das Auge stark nach innen wendet. Als ich denselben Versuch bei Tage mit offenem Auge vor einer weifsen Wand anstellte, sah ich diese Kreisfigur noch viel deutlicher, nur mit dem Unterschiede, dafs die dort im Finstern mattleuchtenden Stellen hier trübe erschienen, weil das subjective Licht überhaupt trübend auf das objective einwirkt. (Bei Tage läfst sich dieser Kreis genauer beobachten, und auch sein Umfang im Gesichtsfelde durch den Gradmesser bestimmen; ich fand ihn 30 Grade im Durchmesser.) Uebrigens zeigte sich bald die Identität dieser Erscheinung mit jener, die ich im ersten Bändchen sub No. XXIII. als pulsirende Figur beschrieb, und wo ich diesen Kreis durch die an den Rändern abgeänderte Refraction der Krystalllinse bedingt glaubte. Diese Ansicht, wenn sie auch den Schein für sich hatte, fiel durch den Umstand in ihr Nichts zurück, dafs jene trüben Stellen nicht dem durch Zerstreuung geschwächten objectiven, sondern einem durch Druck erregten subjectiven Lichte zuzuschreiben sind. Die mechanischen und organischen Bedingungen dieses Kreises sind jedoch schwer anzugeben, auch mag er nicht bei allen Augen und auf gleiche Weise sich finden, indem ich ihn schon an meinem linken Auge weder bei Tage noch im Dunkeln zur Erscheinung bringen kann. Dafs übrigens organische Bedingungen hierbei mit concurriren, läfst sich schon aus dem Umstande schliefsen, dafs, man mag den Druck auf einer Seite anbringen, auf welcher man will, der Kreis immer dieselbe Gestalt behält. Dafs die Augenmuskeln, die trichterförmig den hintern Theil des Augapfels umfassen, mit im Spiele seyn mögen, liefse sich vielleicht daraus vermuthen, dafs derselbe Kreis sich gleichfalls darstellt, wenn man das Auge zum Nahesehen anstrengt, und plötzlich wieder erschlafft.

4. Endlich mufs ich noch einer Aderfigur erwähnen, deren Spuren ich als pulsirende Kugeln und Gefäfsbilder an dem oben angeführten Orte sub No. XXIII. angab, die sich mir aber später unter abgeänderten Bedingungen viel deutlicher darstellte. Wenn ich viel im Freien oder noch besser einen ganzen oder halben Tag im offenen Wagen fahrend bis in die Nacht zugebracht habe, so wird das Auge mit einem innern Phosphorlichte überladen, und der geringste Druck auf dasselbe, ja seine eigene Bewegung im Finstern bringt dann die lebhaftesten Lichterscheinungen hervor. Wenn ich dann von oben und innen nach aussen herab leise andrükkend mit der Flachhand über den Augapfel hinstreiche, so zeigt sich die Aderfigur (Fig. 36.) in sanftem Phosphorlichte auf schwarzem Hintergrunde, und wie der Druck vorüber ist, wechselt auf einen Augenblick die Beleuchtung, der Hintergrund kleidet sich in einen matten Schein, und die Aderfigur erscheint dunkel; auch zeigt sie sich, wenn man mit Gewalt aufhustet, oder pulsirend, wenn

man durch heftige Bewegungen den Kreislauf des Blutes in Aufruhr bringt. Für jetzt bin ich geneigt, die Ciliararterien für die vermittelnde Ursache dieser Figur anzunehmen, die, so wie alle Arterienäste bei heftigen Anstrengungen der Lungen und des Herzens, so wie bei gehindertem venösen Kreislaufe in eine relative Plethora gerathen, strotzend werden, und so einen Druck auf ihre Nebengebilde ausüben, der in unserm Falle in der so sensibeln *Retina* als Lichterscheinung sich darstellt.

XII. Der schattige Kreis um die Mitte des Gesichtsfeldes.

Man nehme ein geschwärztes Papier, mache eine runde Oeffnung von einer Linie Durchmesser in dasselbe, bringe es so nahe ans Auge, dafs es fast die *Cornea* berührt, und stelle sich vor eine mit graulicher Farbe gleichmäfsig überzogene Wand: man wird den gröfsern Theil des Gesichtsfeldes frei erblicken. Wenn nun das Papier nicht zu schnell in Distanzen einer Linie von einer Seite zur andern bewegt wird, so zeigt sich die Peripherie eines grofsen grauen Kreises von beinahe dreifsig Graden Durchmesser, in dessen Mitte ein kleinerer lichter Kreis von zwanzig Graden Durchmesser sich befindet *), dessen Rand bei mir nach oben und innen nicht vollkommen begränzt ist, und wie verwischt erscheint. Diefs in meinem rechten Auge,

---

*) Siehe Fig. 37.

im linken konnte ich von dieser Erscheinung durchaus keine Spur bemerken. Diese Figur ist durchaus identisch mit derjenigen, deren ich oben (pag. 230) unter den Druckfiguren erwähnte; auch jene konnte ich am linken Auge nicht hervorbringen.

Ich leite sie von einer der Anlage oder dem Habitus nach geringern Empfindlichkeit der *Retina* gegen das Licht an denjenigen Stellen ab, die in der Figur grau erscheinen, welche sich aber erst bei einer gröſsern Beschattung ergeben.

Daher zeigt sich eine Spur dieser Figur auch dann, wenn ich, das Auge zum gröſstmöglichen Nahesehen einrichtend, auf die graue Wand hinblicke, und dabei mit den Augenliedern etwas zublinzle, in welchem Falle die *Iris* selbst den schattenden Körper abgibt.

XIII. Noch einige Methoden, die venöse Figur der *Retina* zur Wahrnehmung zu bringen.

1. Dieselbe runde Oeffnung des vorhergehenden Versuchs kann man anwenden, um die Aderfigur *) bis in ihre feinsten Zerästungen und Anastomosen sichtbar zu machen. Man richte den Blick, die Oeffnung nahe am Auge haltend, statt gegen die graue Wand des vorigen Versuchs, gegen den lichten Himmelsraum, und bewege das Papier schnell zitternd und in kurzen Absätzen hin und her. Man erblickt ein

*) Beiträge p. 89.

äuſserst complicirtes Adernetz in grau und weiſs neben einander laufenden Linien; auch hier bleibt in der Achse ein runder Fleck von allem Geäder unberührt. Unter gegenwärtiger Bedingung des Versuchs finde ich vielfache Anastomosen zwischen den oberen und den unteren Aestchen, die sich mir bei der kreisenden Seitenbeleuchtung mit der Kerzenflamme (a. a. O.) nicht zeigten. Es wäre unmöglich, diese Figur bis in ihr letztes Detail zu zeichnen, und auch überflüssig, da dieser Versuch von einem jeden mit der gröſsten Leichtigkeit angestellt werden kann. Wenn der Durchmesser einer Linie noch zu viel Licht durchläſst, so vermindere man ihn nach Erforderniſs.

2. Steinbuch's Adernetz mit circulirenden Blutkügelchen, sichtbar durch einen Druck am äuſsern obern Theile des Augapfels *), gelang mir nur früher fragmentweise zu erblicken **). Nunmehr aber habe ich durch unzählige Versuche das gehörige Maſs des Drucks (welcher etwas plötzlich seyn muſs) mir eigen gemacht, und nun erscheint mir in einem gröſseren Umfange und Continuität dieselbe eben erwähnte venöse Figur der *Retina*. Die völlige Conformität der Verästelung und das unausgesetzte Fortrollen der Kügelchen waren für mich entscheidend, sie für venös anzusprechen. Die

*) S. Harles Jahrbücher der deutschen Medicin und Chirurgie, IIIter Band 2tes Heft, Seite 270.

**) Beiträge p. 127.

Oscillation darf uns hierbei nicht irren, weil sie nur mittelbar auf die Erscheinung einen Einflufs ausübt, in sofern sie die Wirkung des Drucks vermehrt oder vermindert.

3. Noch eine andere Methode, die Aderfigur in gröfster Deutlichkeit darzustellen, ist folgende.

Man nehme eine Lupe von etwa einem Zolle Focusdistanz, stelle sich in hellen Sonnenschein, und werfe den Focus durch die *Albuginea* an der äufseren Seite des Augapfels in das Innere desselben, indem man dieselbe zitternd hin und her bewegt. Man erblickt in einem hellen Nimbus, der die vorliegenden äufseren Gegenstände überzieht, die Eintrittsstelle des Gesichtsnerven als eine bläuliche Ellipse, und von dieser aus das Geäder in schwarzen, hellverbrämten Linien nach seiner bekannten anatomischen Gestaltung, wie sie Sömmering in den Götting'schen Societätsschriften 1799 zuerst beschrieben hat. Dieser Versuch ist viel leichter anzustellen, als jener mit der Lichtflamme, und durchaus unschädlich für das Auge, weil das durch die *Sclerotica* und *Choroidea* durchdringende Licht äufserst gemildert ist. Um die Deutlichkeit der Erscheinung zu verstärken, kann man einen Bogen geschwärztes Papier vor das Gesicht halten.

XIV. Focusbild im Innern des Auges.

Man nehme ein biconvexes Glas von 4 bis 5 Zollen Focusdistanz, entferne sich 4 bis 5 Schritte von einer Kerzenflamme, und werfe den Brennpunct auf irgend eine Seite des Randes der *Albuginea*, und man wird im Gesichtsfelde nahe am Achsenpuncte einen mattleuchtenden Kreis mit einem lichteren excentrischen Flecke erscheinen sehen. Ich halte dieses Phänomen für das durch die immer etwas transparenten Membranen des Augapfels in Kreisgestalt zerstreute Flammenbild.

Dieser Versuch erleidet mancherlei Modificationen, je nachdem man sich der Flamme nähert, oder von ihr entfernt. Auch hierbei kömmt die Aderfigur sehr deutlich zum Vorscheine.

XV. Ueber das Flimmern vor den Augen nach dem Gebrauche des rothen Fingerhuts *).

Meine leibliche Erfahrung über die so verschiedenartigen, bis ins Kleinste specificirten subjectiven Lichterscheinungen des Auges lassen mich hinter den allgemeinen unbestimmten Ausdrücken von Schein, Flimmern, Funkeln u. s. w. jedesmal etwas vermuthen, was bei näherer Beobachtung sich als etwas ganz Specielles, räumlich genau Bestimmtes erweisen müsse. Mich konnten daher auch die Angaben der Patienten über ein gewisses Flimmern vor den Augen, nach dem Gebrauche der *Digitalis purpurea* niemals befriedigen, und

*) Vergleiche Jörg, Materialien zu einer künftigen Heilmittellehre. I. Band. Leipz. pag. 457. 460—462.

ich konnte dem Interesse nicht widerstehen, über diesen Gegenstand eine genauere Ueberzeugung zu suchen. Ich nahm deshalb vier Tage hindurch das wäſsrige Extract der *Digitalis* zu drei Granen täglich; ich spürte bei dieser so geringen Dosis im übrigen Körper keine Einwirkung, jedoch bemerkte ich schon den zweiten Tag ein sehr schwaches Flimmern vor dem linken Auge, wobei ich aber in der Vertheilung des Lichten und Schattigen keine bestimmte Conformation entdecken konnte. Es war, wie wenn bei jedem Blicken des Auges die Crystalllinse erzitterte, wobei die veränderte Brechung eine schnell vorübergehende Vertheilung der lichten und schattigen Stellen an den Gegenständen hervorbrachte; der Schein machte mich auch geneigt zu glauben, daſs eine solche mechanische Veränderung in den Gebilden des Auges die Erscheinung bedingen möge. Den dritten Tag wurde das Flimmern etwas bedeutender, es wurde nicht bloſs beim Zublinzeln der Augen bemerkt, sondern auch jedesmal, so oft ich aus einer lichten Partie im Gesichtsfelde (z. B. dem Fensterraume) in eine dunkle hinüberblickte. Dieſs brachte mich auf die Vermuthung, daſs nicht mechanische Bewegung, sondern der plötzliche Uebergang von Licht und Schatten eine von den Hauptbedingungen jener Erscheinung sey. Ich heftete daher das Auge gegen den lichten Himmel, und bedeckte es plötzlich, ohne es zu schlieſsen, mit der flachen Hand, wobei das Auge nicht im geringsten in Bewegung kam, und nun erschien das Flimmern eben so deutlich wie zuvor. Die folgenden Tage bildete sich die Erscheinung auch am rechten Auge deutlicher aus. Wiederholte Beobachtung schärfte den Blick, und ich konnte schon eine bestimmte Conformation unterscheiden; Fig. 38. gibt davon einen Abrifs. Es zeigte sich in der Mitte des Gesichtsfeldes ein rundlicher Fleck von mattleuchtendem Lichte, der abwechselnd verschwand und wieder auftauchte, und um den concentrisch mehrere solche Licht- und Schattenwellen in ähnlicher Bewegung bemerkbar waren. Dieses Flimmern dauerte auch nach dem Gebrauche der *Digitalis* einige Tage (zusammen sieben) fort, nur wurde es zuletzt aussetzend und erschien jedesmal auf eine kurze Zeit, wenn ich aus dem Freien nach der mäfsigen Anstrengung des gewöhnlichen Gehens und Treppensteigens ins Zimmer trat. Uebrigens war mir dieses Flimmern gerade so, wie es sich mir in seiner speciellsten Form nach dem Gebrauche der *Digitalis* darbot, aus früherer Zeit nicht unbekannt. Sehr oft zeigte sich mir dasselbe nach heftigeren Anstrengungen der Athmungsorgane, wenn ich z. B. mit jemand um die Wette gelaufen war, und ich zweifle nicht, dafs auch andere bei ähnlichen Gelegenheiten dasselbe werden gefunden haben. Dieser Umstand deutet zugleich darauf hin, dafs dieses Flimmern sympathisch sey, und seinen idiopathischen Sitz in den Lungen- und Herzpartien des *Nervus vagus* haben möge. Um mich davon zu überzeugen, und vielleicht eine noch klarere Erscheinung jenes Flimmerns zu erhalten, unternahm ich einige Wochen darauf einen ergiebigeren Versuch.

Ich nahm Morgens um acht Uhr, eine Stunde nach einem mäſsigen Frühstücke, eine concentrirte Abkochung der Blätter von *Digitalis purpurea* (2 Drachmen auf ein halbes Quart eine halbe Stunde gekocht *). Erst gegen zehn Uhr fühlte ich Ekel, der Puls, der in seiner gewöhnlichen Frequenz zwischen 60—70 steht, war auf 54 gesunken, dabei manchmal aussetzend, und ich fühlte eine Beklemmung bei jedem aussetzenden Schlage, wie wenn das Herz gelinde mit der Hand angefaſst würde; übrigens fühlte ich mich bei Kräften.

Zu Mittage aſs ich ohne Appetit die gewöhnliche Portion, und dachte durch diesen Reiz das Ekelgefühl aufzuheben. Nachmittags war das Befinden dasselbe. Abends gegen halb neun Uhr bekam ich eine Anwandlung des sogenannten Herzwurms mit aussetzendem Pulse, mit Congestionen gegen den Kopf, besonders gegen das Hinterhaupt und etwas links, und mit Neigung zum Erbrechen. Ich erregte also mehrmals das Erbrechen durch mechanischen Reiz der Zungenwurzel und des Kehldeckels, wobei eine groſse Menge Speichel nebst Schleim und versauerten Speisen abging; vom Decocte der *Digita-*

*) Vergl. Fogo's Fall der Wirkung einer ungewöhnlich groſsen Gabe der *Digitalis.* Neue Sammlung auserlesener Abhandl. VII. Bd. 2tes Stück p. 214.

lis zeigte sich keine Spur. In der Nacht erwachte ich aus einem ruhigen, traumlosen Schlafe drei Mal, von einem heftigen Niesen geweckt, welches vom Magenmunde als ein gelindes Ekelgefühl aufstieg, und in den beim Niesen thätigen Nerven sich entlud. Erst den andern Tag gegen fünf Uhr Morgens kam ein spontanes Erbrechen, welches keine Speiseüberreste mehr, sondern eine Quantität des Decocts fast unverändert entleerte. Jetzt erst zeigte sich das Flimmern am linken Auge; Ekel, Herzbeklemmung, Schwächegefühl und Zittern in den Muskeln dauerte den ganzen Tag. Ich war nicht aufgelegt, das Bette zu verlassen, der Appetit lag darnieder, und ich nahm nur zuweilen etwas reine Suppe, um das künstliche Erbrechen, welches noch immer *Digitalis* förderte, zu unterstützen.

Erst gegen Mittag zeigte sich das characteristische Flimmern auch am rechten Auge ausgezeichnet deutlich, so dafs ich seine Umrisse genau aufzeichnen konnte *).

Nebst diesem konnte ich im Auge bei Schliefsung und gelindem Reiben desselben ein qualmendes Phosphoresciren erzeugen **), von jener Art, dergleichen ich in meinen ersten Beiträgen p. 63. beschrieben habe. Uebrigens war das Auge ungewöhnlich empfindlich gegen das Licht, jedoch fand ich die Pupille nicht im geringsten über ihr ge-

*) Siehe Fig. 39—41.

**) Siehe Fig. 42.

wöhnliches Maſs erweitert. Ich erbrach mich noch mehrmals des Tages mit Hülfe mechanischer Reizung, wenn Ekel und Neigung zum Erbrechen auf einen höheren Grad stiegen.

Selbst noch den dritten Tag blieben alle Symptome sich gleich. Erst den vierten Tag ging ich aus, fühlte mich sehr abgespannt, besonders schmerzten die Waden, ich bekam eine leichte Diarrhö, und lieſs einen sehr rothgefärbten brennenden Urin mit etwas Schleim. Am vierten Tage bemerkte ich nach einem im Auge gefühlten Brennen eine kleine Pustel an der Peripherie der Hornhaut des rechten Auges, gegen den innern Augenwinkel zu, mit einem kleinen Kreise von Entzündungsgefäſsen, wo ich sonst nie an einer spontanen Augenentzündung gelitten hatte. Erst am siebenten Tage verlieſs mich die Herzbeklemmung, der langsame Puls, der Wadenschmerz und die Appetitlosigkeit vollständig. Das Flimmern zeigte sich noch bis zum 15ten Tage. Während der ganzen Zeit war das Gehirn nicht im geringsten primär afficirt (wie z. B. nach Opium, Campher, Datura etc.).

Ein habitueller Reizhusten, den ich seit mehreren Wochen hatte, blieb während dieser Affection rein aus, und ist auch später nicht wiedergekehrt.

Es ist mir leid, daſs ich bei dieser Gelegenheit nicht auf den Rhythmus des Athmens, welcher durch den Gebrauch der *Digitalis* langsamer werden soll, aufmerksam war.

Ich komme nun zu näherer Betrachtung der gesehenen Lichtgestalten. Fig. 39 zeigte sich den zweiten Tag; den dritten zeigte sich auch mitunter Fig. 40 als ein gesteigerter Grad der ersteren. In den letzten Tagen, wo das Flimmern schon abnahm und aussetzte, zeigte sich nur noch ein Fragment, Fig. 41, jedoch nicht stets an gleicher Stelle und auf gleiche Weise. Ohne weitläufige Beschreibung mit Hinweisung auf die Figuren will ich diese Gestalten Flimmerrosen nennen. Das Licht selbst ist ein subjectives, dem Wesen nach der Blendung gleich, die nach Einwirkung eines starken äufseren Lichtes im Auge zurückbleibt.

Dieses Licht ist aber nur einen Augenblick, wo der Wechsel zwischen Licht und Schatten Statt findet, andauernd, und verschwindet sogleich wieder. Es wird nur durch äufseres Licht angeregt, sonst durch kein Reiben oder Drücken. Es ist durchscheinend, daher es auf die Gegenstände, besonders auf die Schattenpartien einen schwachen Blendungsschimmer wirft, und daher ihre Sichtbarkeit vermindert, ohne sie aufzuheben, nicht wie das Blendungsbild der Sonne thut. Diese Aehnlichkeit mit den Blendungsbildern gibt zugleich eine bequeme Methode an die Hand, sich eine ziemlich deutliche Anschauung davon zu verschaffen, ohne nöthig zu haben, die unangenehmen Versuche mitzumachen. Man male nach dem Vorbilde der angeführten Figuren auf reines weifses Papier ähnliche Gestalten, nur dafs die weifsen Partien tief schwarz angelegt, die grauen weifs gelassen werden; nun sehe man die Figur, so nahe als möglich am Auge, damit sie den gröfsten Theil des Gesichtsfeldes einnehme, im hellen Sonnenscheine eine Weile an, bis man glaubt, dafs sich ihr Blendungsbild hinreichend eingeprägt hat, sehe sodann auf die nächsten Gegenstände vor sich hin, und schliefse und öffne abwechselnd das Auge, so wird man sich wenigstens von dem Materiale und der Conformation der Lichtgestalt einen Begriff machen können.

Die innere Bewegung aber, das Verschwinden und Aufblicken derselben, zeigt am besten die bewegte Wasserfläche in einem breiten Gefäfse, die durch schnelle Berührung an einer oder mehreren Stellen ins Schwanken gebracht wird. Fig. 43 gibt eine beiläufige Anschauung der oben genannten qualmenden Figur, die sich mir beim Schliefsen und Reiben des Auges zeigte, nur mufs man die einzelnen Lichtflecke in zunehmender und abnehmender Aufwallung und wechselseitiger Bewegung gegen einander vorstellen. Am besten kann man sich dieselbe versinnlichen, wenn man mit einer Lösung von Phosphor in Oehl im Finstern auf einer Fläche ähnliche Striche macht, und sodann, wenn sie schon zu verschwinden anfangen, durch Zuwehen der Luft sie wieder anfacht, wobei ein ähnliches Qualmen, Ab- und Zunehmen des Lichts, Aufblicken und Wiederverschwinden desselben, wie bei jener subjectiven Erscheinung zu beobachten ist. Beide Gattungen von Lichtgestalten haben in ihren Umrissen durchaus nichts Constantes, was auf eine innere Beziehung zur Organisation der *Retina*, wie dieſs beim Achtstrahle und beim Schneckenrechteck *) der Fall seyn kann, schlieſsen lieſse.

Obige Bemerkung, daſs das Flimmern beim Gebrauche der *Digitalis* mehr sympathisch als idiopathisch sey, und von Affectionen des *Nervus vagus* abhänge, bestätigt sich im letztern Versuche in einem noch höhern Grade, indem alle übrige Symptome, der Ekel, das Herzspannen, das Niesen, die Einwirkung aufs Herz und die Lungen, ein Ergriffenseyn dieses Nerven deutlich beweisen.

Ich zweifle nicht, daſs auch bei andern Affectionen desselben, z. B. nach dem Gebrauche anderer ekelmachender Mittel, ein ähnliches Flimmern erscheinen könne.

XVI. Einige Bemerkungen zur Lehre vom Ferne- und Nahesehen.

So wie des Auges Thätigkeit den Raum nach der Circumferenz der Gesichtssphäre durch directes und indirectes Sehen und durch die Bewegungen des Augapfels bestimmt, so besitzt es auch ein eigenes Vermögen, durch innere uns noch fast gänzlich unbekannte Modificationen seines Apparats denselben auch nach der Tiefe zu bestimmen; erst durch diese Thätigkeiten zusammengenommen wird

*) Vergleiche Beiträge Fig. 3. und 4.

wird das Gesichtsobject mit gleicher Klarheit nach allen Dimensionen angeschaut.

Das Auge hat die Fähigkeit, den Punct des deutlichen Sehens (Klarpunct), der durch optische Gesetze bestimmt wird, in der Richtung der Sehachse bis auf eine jedem Individuum eigene Entfernung von 7 bis 30 und mehreren Zollen zu projiciren, und so wieder bis auf die Nähe einiger Zolle zurückzuziehen, und dadurch sich der Nähe und Ferne der Gegenstände zu accommodiren. Durch diese Thätigkeit wird zunächst in der Achsenlinie ein Abschnitt des deutlichsten Sehens (die Klarweite) bestimmt. Wird das Auge im Conus des directen Sehens herumgeführt, und dabei zugleich die Klarweite eines jeden Radius dieses Sphärensegments berücksichtigt, so ergibt sich eine Schicht von verschiedener Mächtigkeit bei dem und jenem Individuum, innerhalb welcher bei allen Bewegungen des Auges, mit oder ohne Zuthun des Kopfes und des übrigen Körpers, das deutlichste Sehen Statt findet (Klargebiet). Innerhalb dieses Gebietes ist das Auge reell und physiologisch thätig, seinen Gegenstand nach allen Richtungen mit gleicher Klarheit zu ergreifen; was aufserhalb desselben liegt, fällt mehr oder weniger der Imagination anheim, wie ich später zeigen werde. Wir üben dieses Vermögen, ohne darüber zu reflectiren, und vollenden dadurch die Bestimmung des Raumes, der uns sonst immer nur als eine Fläche erscheinen würde.

1. Ich habe schon an einem andern Orte *) die Methode beschrieben, wie man die Bewegungen der Pupille seiner Willkühr unterwerfen könne. Dieselbe dient auch, um das Nahe- und Fernesehen an sich, ohne Rücksicht auf einen Gegenstand, recht in seine Gewalt zu bekommen. Man kann sich zu diesem Behufe einen eigenen Apparat einrichten.

Man nehme mehrere (5—6) mäſsig groſse, reine, dünne Glasplatten, bemerke ihre Mittelpuncte mit weiſsen Tüpfelchen, und befestige sie auf einem Brettchen parallel hintereinander, in Distanzen von 1 bis 2 Zollen; werden sie nun vor das Auge gebracht, so daſs das vorderste weiſse Tüpfelchen in der gröſstmöglichsten Sehnähe steht, die andern aber nahe an die Achsenlinie des Auges zu liegen kommen, so kann der Blick willkührlich von dem vordersten Tüpfelchen zu den folgenden bis zum hintersten und wieder zurück frei bewegt werden, und bald in diesem, bald in jenem Puncte ruhen, oder sich über die entsprechende Glasscheibe ausbreiten, wodurch der Punct als selbstständig im Raume locirt wird.

Durch oftmalige Wiederholung dieses Versuches gelangt man nach und nach zum Gefühle der willkührlichen Bewegungen des Auges beim Ferne- und Nahesehen. Auch wenn man die Schneide eines Lineals nahe an die Sehachse des Auges bringt,

*) Beiträge p. 123.

und nun abwechselnd die näheren und entfernteren Stellen derselben ansieht, wird man den Punct des deutlichen Sehens vor und rückwärts auf der Schneide hinfahren sehen. Wenn man eine oder die andere dieser Uebungen vielfach angestellt hat, immer dabei aufmerkend auf die empfindbaren Bewegungen des Auges, so versuche man nun, dieselbe Thätigkeit ohne Gegenstand, z. B. vor dem reinen Himmel, für sich anzustellen. Ist es endlich gelungen, so hat man ein Organon mehr in der Kunst, subjective Gesichtsphänomene zu beobachten.

2. Hat man sich diese Fertigkeit erworben, so versuche man, ein Nahes wie ein Entferntes, ein Entferntes wie ein Nahes anzuschauen. Im ersten Falle mufs man den Punct des deutlichen Sehens über den Gegenstand hinausrücken, wie wenn man durch denselben durchsehen wollte; im zweiten Falle mufs man ihn gleichsam seinem fernen Standpuncte entreissen, und nahe vors Auge in die freie Luft hinsetzen. In beiden Fällen erweitert sich sein Bild, und sein Umrifs wird unbestimmter.

Im *Edinbourgh Philosophical Journal III.* 1820. *p.* 59. erzählt John Gillies in einem Briefe an Dr. Brewster einen ihn selbst betroffenen Zustand, der in einzelnen Fällen kam und wieder verschwand, und den ich als eine pathologische Form unseres eben dargestellten künstlichen Nahesehens des Fernen betrachte. Wenn er in Gesellschaft safs, oder auf irgend eine Weise beschäftigt war, wobei eine anhaltende und genaue Aufmerksamkeit nicht von nöthen war, schienen die Gegenstände innerhalb seines Gesichtskreises zurückzuweichen und verhältnifsmäfsig kleiner zu werden. Dieser Zustand nahm jedesmal allmählich bis zu einem gewissen Maximum zu, und kehrte eben so allmählich zum natürlichen Sehen wieder zurück. Die Dauer war von einigen Minuten bis zu 7 oder 8 Stunden. Im höchsten Grade schienen die Gegenstände 6—8 Mal entfernt zu seyn. Ueberdiefs war die Deutlichkeit des Sehens mit Abschlag der scheinbaren Entfernung nicht vermindert.

Diese Affection betraf beide Augen, auch zeigte sich bei ihrer äufseren Untersuchung keine sichtbare Veränderung an denselben. Gillies war in dem Falle, in welchem derjenige sich befindet, der plötzlich und ohne vorhergegangene Gewöhnung eines convexen Glases sich bedient, wo ihm sodann die verkleinerten Gegenstände auch entfernter erscheinen, bis sich allmählich das Auge in das Ausmessen des Raumes findet, und so der Widerspruch zwischen Erscheinung und Realität ausgeglichen wird. Insbesondere aber glaube ich, dafs sein Auge in einem krampfhaften Zustande des Nahesehens (wo es convexer und verkleinernd wird) auch bei entfernten Objecten begriffen war, so wie man solches auf oben angeführte Art künstlich hervorbringen kann.

3. Das in den vorhergehenden Nummern erwähnte künstliche Nahe- und Fernesehen findet seine nächste Anwendung zur Auffindung des Brennpuncts eines convexen Glases, ohne sich der gewöhnlichen objectiven Methode zu bedienen, durch den bloſsen einfachen Blick. Man nehme einen Maſsstab mit Zollen und Linien bezeichnet, und lege ihn auf das untere Augenlied; an diesem bewege man ein convexes Glas in der Achse des Auges vor und rückwärts, bis die im Hintergrunde liegende Landschaft ohne Anstrengung des Auges mit der gröſsten Präcision und verkehrt erscheint. Nun rücke man zwischen dem Auge und dem Glase die Spitze einer Feder, oder sonst was dergleichen, langsam vor und rückwärts, ohne jedoch aufzuhören, die Gegenstände der Landschaft oder überhaupt das entfernte Object in seiner Klarheit anzusehen; man wird auf diese Weise in der Achsenlinie einen Punct finden, wo das Bild im Glase und die Spitze vor demselben mit gleicher Deutlichkeit, mit gleicher Anstrengung gesehen werden: dieser Punct ist der Brennpunct des Glases. Man befestige Glas und Spitze in den gefundenen Standorten an den Maſsstab, bringe diesen vom Auge, und befestige nun an der Stelle der Spitze ein weiſses Kartenblatt, so wird sich auf diesem die Landschaft oder das Fenster mit der gröſsten Deutlichkeit abbilden, zum Beweise, daſs hier die Stelle des Brennpunctes ist. Das Auge sieht also die Landschaft vor dem Glase im freien Luftraume, was sich nach

den Gesetzen der Optik von selbst versteht. Dasselbe Phänomen ist das allgemeiner bekannte vor dem Hohlspiegel, wo uns die vorwärts bewegte Hand aus demselben frei entgegentritt. Auch in einem Hohlspiegel präsentirt sich die Landschaft verkehrt, und das Auge sieht sie nur dann deutlich, wenn es auf den in seiner Sehweite fallenden Brennpunct hinblickt, der übrigens nach derselben Methode ermittelt wird.

Auch beim Durchsehen durch convexe oder concave Gläser ist das Auge, was seine Thätigkeit des Nahe- und Fernesehens betrifft, nicht bloſs passiv, sondern es ist beim Durchsehen durch das convexe zum Fernesehen eingerichtet, beim Durchsehen durch das concave zum Nahesehen. Daher fühlt man sich, wenn man ungewohnt eine oder mehrere Stunden concave Brillen gebraucht hat, ungewöhnlich kurzsichtig; hat man hingegen mit convexen Brillen mehrere Stunden gelesen, so fühlt man das Auge beim Fernesehen erleichtert. Daher machen jene bei längerem Gebrauche immer kurzsichtiger, diese immer fernsichtiger. Ich habe, um meine Kurzsichtigkeit in etwas zu heilen, mich der convexen Brillen bei allem Lesen und Schreiben einen Monat hindurch bedient; ich fühlte wohl, daſs sie mein Auge stärkten, eine Abnahme der Kurzsichtigkeit habe ich jedoch nicht bemerkt. Ich zweifle nicht, daſs wenn es irgend ein Mittel gibt, die Kurzsichtigkeit radical zu heilen, es dieses hinreichend lange Zeit angewendet seyn müsse, weil das Auge dann immer zum Fernesehen angestrengt wird *).

4. Schon als Knabe bemerkte ich bei einer meiner damaligen Lieblingsbeschäftigungen, dem Steinschleifen, daſs, wenn ich in dem Glanze der reinpolirten Fläche den einige Schritte entfernten Fensterrahmen betrachtete, dieser bei gewissen Entfernungen sich ausbreitete, matter wurde und endlich in die feinsten parallelen Linien sich verwandelte.

Später bemerkte ich diese Erscheinung allenthalben, wo auf glatten reflectirenden Flächen, besonders wenn sie etwas weniges hohl oder erhaben und cylindrisch waren, die Ränder des Bildes in diejenige Lage zum Auge kamen, daſs sie sich allmählich verbreiteten und unscheinbar wurden: so an hohlgeschliffenen Scalpellen, an Medicinfläschchen, an über eine Fläche ergossenen Wassertropfen u. s. w., auch beim Durchsehen durch ungleich brechende durchsichtige Gegenstände, wo sich das dahinter liegende Lichtbild verbreitet, indem seine Strahlen ins Innere des Auges so fallen, wie wenn ihr Ausgangspunct auſserhalb der Distanz des deutlichen Sehens befindlich wäre. Daſs diese Linien nicht von der Beschaffenheit der Oberfläche abhängen, davon habe ich mich unzählige Male überzeugt, indem, wenn auch kleine Furchen, wie z. B. an

*) Vergl. Gilbert's Annalen, XXVI. p. 365. Baldwin's Cur der Fernsichtigkeit.

hohlgeschliffenen Messern, sich vorfinden, diese auf jene Linien keinen Einfluſs haben, und diese auch an Flächen von Flüssigkeiten erscheinen. Auch keine optische Erklärung wollte mir vollkommen genügen, obgleich eine von den wesentlichen Bedingungen der Erscheinung die ist, daſs die Strahlen des Bildrandes ihren vollkommenen Focus nicht auf der *Retina* bilden dürfen, und daſs man die Geschicklichkeit besitzen muſs, die Thätigkeit des Nahe- und Fernesehens gerade in demjenigen Momente fest zu erhalten, wo jene Streifen erscheinen. Allmählich überzeugte ich mich immer mehr, daſs das Phänomen gröſstentheils von subjectiven Bedingungen abhänge, indem ich in jenen Querstrichen Andeutungen der Aderfigur zu entdecken glaubte, deren Aestchen, in so fern ihre Richtung mit der der Querstriche correspondirte, licht auf grauem Grunde zum Vorscheine kamen *). Bis jetzt begnüge ich mich, auf diese Erscheinung, in sofern sie in diesen Abschnitt gehört, hingedeutet zu haben. Wollte man sie zu einem Versuche erheben, so würde ich rathen, Stangen von reinem Glase von $\frac{1}{2}$ bis $1\frac{1}{2}$ Zoll Durchmesser zu wählen, und an denselben das Fensterkreuz zu beobachten, bis der Querrahmen den senkrechten unter einem spitzen Winkel schief durchschneidet, sich ausbreitet und trübe wird, wo er sich sodann, wenn man die gehörige Entfernung vom Auge glücklich getroffen

---

*) Vergl. Farbenlehre Bd. I. §. 426.

hat, seiner Länge nach in sehr feine, nicht ganz regelmäfsige Querstreifchen auflöset, in denen mitunter eine etwas von der Richtung abweichende breitere Linie zu sehen ist, die ich auf die Aderfigur beziehe.

Ist der Fensterrahmen breit, so erscheinen nur seine Ränder verwandelt, nur wenn er enge ist, löst er sich solchergestalt ganz auf. Auch kann man bei dieser Reflexion, besonders wenn man ein blankes, hohlgeschliffenes Messer zum Versuche wählt, an den Rändern die gelbe und blaue Farbe erscheinen sehen. Die Erklärung wird sich wohl darauf reduciren, dafs der Brennpunct der Brechung oder der Reflexion, aus dessen Stelle wir in der vorhergehenden Nummer das Luftbild herkommen sahen, in eine solche Nähe des Auges komme, als sonst das Löchlein des Kartenblattes, wodurch man die *Mouches volantes* beobachten will.

Aehnliche Querlinien erblickt man auf weifsem Kartenpapiere, wenn man einen breiten, scharf begränzten Strich mit Tusche macht, und diesen nahe über die Entfernung des deutlichen Sehens bringt. Fernsichtigen wird der Versuch kaum gelingen, weil bei ihnen der Strich, er müfste denn sehr breit und grofs gemacht werden, durch die nöthige Entfernung zu sehr verkleinert werden würde.

5. Da ich von Natur kurzsichtig bin, so will ich diese Gelegenheit benutzen, einiges über die Erscheinungen zu sagen, die nur denen wahr-

nehmbar seyn mögen, welche ein kurzes Gesicht haben.

Jurine's Erklärungen *) über die Ausbreitung des Bildes auf der *Retina*, wenn der Gegenstand zu nahe oder zu entfernt ist, um deutlich gesehen zu werden, sind wissenschaftlich begründet, und haben ihre vollkommene Gültigkeit für einfach brechende Mittel. Ich fand jedoch schon bei meinen ersten Versuchen über das Sehen aufserhalb der gewöhnlichen Distanz der Deutlichkeit, dafs zwar bei allmählicher bis zur gröfsten Näherung das Bild gleichmäfsig sich ausbreitet, an den Ecken abrundet und wie es nach dioptrischen Gesetzen von selbst folgt; dafs hingegen, wenn man den Gegenstand von Linie zu Linie über die Distanz des deutlichen Sehens hinausrückt, die Bilder, wenn ihr Umfang nicht zu grofs ist, sich nach gewissen Richtungen verdoppeln, ja verdreifachen und vervielfältigen. Schon der Halbmond erschien mir am Himmel von jeher beiläufig in fünf einzelne Bilder zertheilt, davon jedes zwar matter, jedoch dort, wo es gegen den Himmelsraum hervorragte, vollkommen abgegränzt (nicht zerfliefsend) war, und deren innere Enden, sich wechselseitig deckend, ein helleres unregelmäfsiges Centrum bildeten. Eben dasselbe erfuhr ich an Kerzenflammen in einer Entfernung von 20 bis 30 Fufs. Rückte

---

*) Abhandlung vom deutlichen und undeutlichen Sehen in Smiths Lehrbuch der Optik, übersetzt von Kästner, p. 491.

ich weiter bis 100 Fuſs und darüber, so zerfloſs ihr Bild allmählich in einen runden Lichtfleck, dessen Inneres mit verschiedenen hellen und dunkeln Tüpfchen und Linien bedeckt war (die sich übrigens auf Ungleichheit der Brechung in den Medien des Auges beziehen, und wovon anderswo ein Mehreres). Man mache auf schwarzem Papiere eine weiſse Kreislinie von einer Linie Durchmesser, und bewege diese allmählich bis ganz nahe vors Auge. Sie wird sich nach allen Dimensionen verbreiten, das schwarze Innere bedeckend, bis davon nur ein kleiner Punct mit gelbem Rande zu sehen ist; auch dieser verschwindet, es zeigt sich nur noch ein gelblicher Fleck, und endlich ein weiſser Mittelpunct bis zur gröſstmöglichen Näherung.

Diese Reihenfolge der Erscheinungen entspricht ganz derjenigen, die sich bei einer Glaslinse nach optischen Gesetzen erwarten läſst, so wie Jurine demonstrirt und aufs Auge angewendet hat. Nicht so verhält sich die Sache, wenn wir den Kreis über die Distanz des deutlichen Sehens vom Auge entfernen. Hier erweitert sich das Bild nicht in sich selber und von den einzelnen Puncten seines Inhalts aus, ohne seine Einheit zu verlieren, sondern es tritt auseinander, und vervielfältigt sich als solches mit seiner ursprünglichen Beschränkung; dabei vertheilt sich die im Urbilde concentrirte Lichtmasse gleichsam auf die übrigen, und wird um so viel matter. Ich habe Fig. 43 diese Folge der Erscheinungen abgebildet, um den Fernsichtigen und denen, die sonst keinen Reiz fühlen, den Versuch nachzumachen, entgegen zu kommen.

Ich zweifle nicht, daſs andere Kurzsichtige die Brechungen und Vervielfältigungen bei sich anders erfahren werden, worauf es übrigens als Zufälligkeiten weniger ankömmt, wenn nur der Hauptsatz besteht, daſs sich das Bild bei Wegrückung aus der Distanz des deutlichen Sehens und Entfernung vom Auge anders verhalte, als bei dessen Näherung, und zwar daſs es sich vervielfältige, statt sich einfach auszubreiten.

Bei einer einfachen Linie, weiſs auf schwarz, zeigen sich diese Phänomene bei mir sehr verschieden, je nach ihren verschiedenen Richtungen. Am deutlichsten scheidet sie sich in der waagerechten, dann noch in mehreren andern bestimmten Richtungen; in andern Zwischenrichtungen hingegen vermischen und verwirren sich die einzelnen Bilder mehr, als bei den übrigen, in einigen ziehen sie sich auf einen Raum zusammen, in andern breiten sie sich mehr aus. Bei diesen Versuchen kömmt die oben erwähnte Fertigkeit im freien Ferne- und Nahesehen sehr zu Statten, indem man die in der gewohnten Distanz entfernte Linie so ansieht, wie wenn sie ganz nahe dem Auge gerückt wäre, wodurch es unnöthig wird, sie zu weit vom Auge zu entfernen, und dadurch ihre Lichtwirkung zu schwächen. Wenn man sie dann vor dem Auge um ihre Mitte herumdreht, so kann man sehr leicht diejenigen Richtungen beobachten, bei welchen die Verdoppelung und Vervielfachung und das Auseinandertreten der Bilder am gröfsten sind. Bei mir findet' sich diese Vervielfachung am gröfsten nahe an der waagerechten Richtung, sowohl in einer geringen Abweichung nach rechts als nach links.

Ich unterscheide sechs solche auseinander tretende Linien, davon jedesmal eine heller, die andere matter ist, deren Trennungsraum noch eine Trübung nachschleppt, und die sich wechselseitig über und gegen einander verschieben, so wie die Richtung der Linie verändert wird. Am meisten in einander verfliefsend sind sie bei der senkrechten, am geschiedensten nahe an der waagerechten Richtung. Hierbei ist das merkwürdig, dafs bei allmählicher immer gröfserer Entfernung der Linie vom Auge bei der waagerechten Richtung ein oberes Nebenbild sehr weit davon abtritt, indessen bei der senkrechten die Ausbreitung gleichförmig geschieht. Es ist mir wahrscheinlich, dafs diese Brechungen in der Hornhaut ihren Sitz haben, weil schon eine gröfsere Thränenschicht, ein leiser Druck durch das obere Augenlied auf dieselbe eine Abänderung darin verursacht, weil ein länger anhaltender Druck auf die *Cornea*, wie ich schon anderswo bemerkt habe, eine Doppelbrechung hervorbringt, und weil diese Verdoppelung und Vervielfachung durch einen in einer der Divergenz unter 90° entgegengesetzten Richtung angebrachten Druck eingeschränkt, ja völlig aufgehoben werden kann.

Am meisten problematisch war mir bei diesen Erscheinungen der Umstand, daſs in denselben Medien des Auges zugleich Vervielfältigung und einfache Brechung, je nach der Distanz des Gegenstandes, bei derselben bleibenden Spannung und Disposition des Auges Statt finden können. Hätten die Medien des Auges ein fixes Brechungsvermögen, wie das des Doppelspaths und anderer Krystalle, so müſste dieses bei allen Entfernungen concentrirte oder zerstreute mehrfache Bilder auf der *Retina* darstellen; da dieses aber nicht der Fall ist, so muſs jene Vervielfältigung einen andern Grund haben. Dürfte man sich die Hornhaut nicht ganz vollkommen convex denken, sondern mit mehrern kleinen, rund in einander übergehenden Flächen besetzt, so wären alle Schwierigkeiten beseitigt. Ein nicht zu groſser Gegenstand würde sich (so wie durch ein facettirtes Glas gesehen) in angemessener Entfernung vervielfältigen; wären die Winkel der Facetten gegen einander beweglich, so könnten sie gegen den Gegenstand so gestellt werden, daſs sich die vervielfachten Bilder wieder vereinigten. Daſs dieser Fall bei der Hornhaut eintrete, davon kann man sich schon dadurch überzeugen, daſs, wenn sie nur mit einer Schicht Thränen oder einer schleimigen Flüssigkeit bedeckt, oder durch einen Seitendruck, oder noch mehr durch kleine Narben ungleichförmig geworden ist, dieses sogleich auf die Verzerrung und Vervielfältigung kleiner Gesichtsbilder Einfluſs hat. Daſs die Thätigkeit des Nahe- und Fernesehens diese Erscheinungen modificirt, liefse sich aus dem convexer und planer Werden der Hornhaut erklären, so wie umgekehrt daraus auf die Veränderungen der Hornhaut zurückschliefsen. Dafs gerade die Kurzsichtigen diese Mehrsichtigkeit mehr trifft, als die Fernsichtigen, würde aus der bedeutenderen Convexität der Hornhaut folgen, an der die Differenzen einzelner möglicher Flächen gegen einander gröfser als an der planeren seyn, also auch die aufgefangenen Bilder der Gegenstände mehr zerstreuen müfsten.

Dafs bei der gröfsten Näherung keine Vervielfältigung, sondern eine blofse Verbreitung des Lichtbildes Statt finde, könnte aus der Realität der Convexität der Hornhaut zur Entfernung des Gegenstandes erklärt werden, indem diese dann verhältnifsmäfsig um so flächer scheint, je näher der Gegenstand an dieselbe gerückt wird.

Noch eine andere Analogie könnte man zur Erläuterung der Vervielfachung des Bildes wählen. Man nehme ein Kartenblatt, und steche sechs oder sonst eine beliebige Anzahl von Löchlein in Entfernungen von halben Linien in dasselbe. Nun halte man es nahe ans Auge, und betrachte durch dasselbe eine Nadel. Diese wird in der Entfernung, wo sonst das Auge am deutlichsten sieht, einfach erscheinen, in noch gröfserer Entfernung beginnt sie nach der Zahl der gemachten Löcher sich zu vervielfachen; dasselbe geschieht bei allmählicher Näherung bis nahe ans Auge, nur mit dem Unterschiede, dafs dort die durch die Entfernung kleiner werdenden Bilder endlich auseinander treten, bei der Näherung hingegen gröſser werden und verbunden bleiben, also im Ganzen eine unbestimmtere Erscheinung gewähren. Im Allgemeinen zeigen sich hier dieselben Erscheinungen, wie im Vorhergehenden; es frägt sich nur, in wiefern die Hornhaut als ein Sieb vorzustellen wäre. Sobald man annimmt, daſs die *Cornea* in einem gegebenen Auge nicht an allen Stellen gleiches Brechungsvermögen habe (Theils bedingt durch Unregelmäſsigkeiten ihrer Form, Theils durch Ungleichheit der Structur und Cohäsion der einzelnen Theilchen), so können alle diejenigen Stellen, die das Licht divergent machen oder lange vor der Netzhaut sammeln, als dunkele angesehen werden, die neben ihnen liegenden, den Strahl nicht ableitenden Stellen hingegen als durchsichtige, die allesammt durch die Linse bei bestimmter Conformation derselben in einen Focus auf der *Retina* gesammelt werden können. Die Ausführung der Analogie wäre überflüssig *).

6. Um mit einem Male die eigene inviduelle Disposition des Auges zur Vervielfältigung und Doppelbrechung nach gewissen Richtungen in ihrer Besonderheit sich bekannt zu machen, muſs man das, was oben an einer Linie und ihren verschiedenen Richtungen in der Succession beobachtet worden, in seiner Coexistenz vor das Auge bringen. Man zeichne

*) Vergl. Priestley's Geschichte der Optik, übersetzt von Klügel p. 487. Jurine, a. a. O. p. 506.

**) La Hire, *Accidens de la vue p. I. No, XX. LXIII.*

zeichne sich daher eine Reihe nahe an einander liegender ($\frac{1}{4}$—$\frac{1}{6}$ Linie) concentrischer Kreise, so nett als möglich ausgeführt. Ich habe dergleichen zur Bequemlichkeit Fig. 44. beigefügt. Werden diese aus der Distanz des deutlichen Sehens hinausgerückt, so erscheinen nach den Richtungen hin, wo die vervielfältigten Bilder der Linien etwas reiner sich trennen, Bänder von deutlich unterscheidbaren parallelen Linien, dort hingegen, wo sich die vervielfältigten Linien übereinander schieben und verwirren, wolkichte Streifen und Zackennähte, die alle vom Mittelpuncte nach der Peripherie gehen, und deren Zahl, Breite, Richtung bei verschiedenen Individuen verschieden, bei einem und demselben constant seyn mag.

Drückt man an irgend eine Seite der *Cornea*, so bildet sich ein solcher Streifen, unter einem rechten Winkel zur Berührungsstelle, deutlicher aus. Hierbei ist zu bemerken, dafs durch einen und denselben Druck das Auge theilweise fern- und nahesichtig gemacht wird, indem bei übermäfsiger Näherung der concentrischen Kreise, indessen Druck und Fernsicht des Auges unverändert bleiben, die Richtung des Bandstreifens um 90° wechselt. Dasselbe kann man sehr deutlich an einer Figur von 16 und mehr Radien *) zur Anschauung bringen. Wenn ich die Figur über die Gränze des deutlichen Sehens einige Linien entfernt halte, und einen leisen

*) Siehe Fig. 45.

Druck an den oberen Theil der *Cornea* anbringe, so erscheinen die Radien in der Richtung des Drucks deutlich, indessen die übrigen wegen der Entfernung undeutlich gesehen werden. Nähere ich nun, in die Ferne sehend, mit Beibehaltung des Drukkes die Figur dem Auge, so kömmt eine Stelle, wo sie bis auf diejenigen Radien deutlich gesehen wird, deren Deutlichkeit in gröſserer Entfernung vom Drucke abhing; bei noch gröſserer Näherung werden sie wieder trübe, bis auf einige Radien, die von den erstern unter einem rechten Winkel abstehen, und wieder klärer gesehen werden. Diese Versuche geben mir wieder wenigstens eine Analogie an die Hand, die in meinen ersten Beiträgen *) erwähnten trüben Streifen beim Anschauen paralleler Linien zu erklären. Wenn diese Streifen innerhalb des Raumes des deutlichen Sehens in der Richtung der Sehachse vor und rückwärts bewegt werden, so kann die Thätigkeit, womit das Auge zum Nahe- und Fernesehen sich einrichtet, hinter jener Bewegung zurückbleiben, oder ihr voreilen, wodurch den Streifen Anwandlungen gröſserer Deutlichkeit oder Trübheit stellenweise mitgetheilt werden, die dann in ihrer Verbreitung über ganze Strecken der Parallellinien als Nebelstreifen erscheinen.

7. Ein leiser Druck auf die *Cornea*, oder noch besser ein gelindes Zerren des äuſsern Augenwin-

---

*) Beiträge etc. p. 112.

kels gegen die Schläfen hin *) kann durch partielle Abplattung derselben eine künstliche Fernsichtigkeit hervorbringen, wobei allerdings die Umrisse der Gegenstände nach dieser oder jener Seite verzerrt erscheinen. Ich kenne Personen, die sich dieser Mittel habituell bedienen. Jedesmal wird dabei das Auge auf eine kleine Weile für die Nahesicht getrübt. Ich las in einem Büchlein **) von einem Anonymus ein Mittel, die Kurzsichtigkeit zu curiren, welches darin bestand, daſs man ein Säckchen mit Feilspähnen jede Nacht über das Auge binde. Der Autor erklärt die Wirkung des Mittels von einer magnetischen Einwirkung. Ich dachte dabei sogleich auf den mechanischen Druck, wodurch die *Cornea* etwas abgeplattet werden dürfte, und machte den Versuch. Ich füllte ein Säckchen von Leder mit feinen Feilspähnen, im Gewichte von einem halben Pfunde, und band es über Nacht übers Auge. Als ich den andern Tag früh bei Tageslichte zu lesen versuchte, fand ich eine Trübheit an den einzelnen Buchstaben, die ich bald als Vervielfachung erkannte; hingegen sah ich ziemlich deutlich die Hausnummer quer über die Gasse, davon ich sonst kaum eine Spur unterschied, nur waren neben, unter und darüber hin schwache Nebenbilder zu sehen, die zum Theil in das Hauptbild

---

*) De la Hire, *Accidens de la vue. No. XXXII.*

**) Heilkraft gewisser Bewegungen des Körpers zur Vertreibung hartnäckiger Hypochondrie, Gicht, und einiger andern Krankheiten. Leipzig.

eingriffen und es bedeckten. In einer Entfernung von 40 bis 50 Schritten konnte ich Personen fast so deutlich, wie mit dem Augenglase unterscheiden, nur war das Bild etwas matter, und in der Umgebung desselben mehrere noch mattere Nebenbilder. In gehöriger Entfernung traten diese ganz aus dem Grundbilde heraus, daher erschien dieses mit reinen Umrissen; bei allmählicher Näherung traten sie in dieses zum Theil zurück, und afficirten dadurch seine Begränzung. Diese Disposition des Auges dauerte, so lange ich den Versuch fortsetzte, einige Stunden Vormittags, da ich aber das Gewicht vielleicht zu schnell steigerte, so entzündete sich das Auge etwas, und ich mufste davon abbrechen. Vielleicht würde ein anhaltender Gebrauch dieses Mittels für die Heilung oder wenigstens für die Verminderung der Kurzsichtigkeit von gutem Erfolge seyn, und es wäre zu wünschen, dafs damit neue Versuche gemacht würden. Gewifs ist die uns übrigens so zugängliche *Cornea* eins der Hauptorgane des Ferne- und Nahesehens *).

*) Erst nachdem diese Schrift zum Drucke fertig war, kamen mir die interessanten heautognostischen Beobachtungen des Leucopathen Sachs (Neue Materialien für die Staatsarzneikunde, Wundarzneikunde und practische Heilkunde von J. H. G. Schlegel, III. Band. Meiningen 1824) unter die Hände. Die dort erzählten Facta über die Säume an den Gränzen zwischen Licht und Schatten (p. 103 et sq.), das Ineinanderfliefsen von Vierecken und Lettern, das frühere Verschwinden senkrechter als waagerechter Li-

8. Wahrscheinlich haben mehrere kurzsichtige Augen folgende Eigenschaft mit den meinigen gemein. Wenn ich einen entfernten Fleck an der Mauer, oder einen Stern bei einbrechender Nacht mit directem Sehen wahrzunehmen nicht vermag, so erscheint er sogleich, wenn ich das Auge nach irgend einer Seite wende, wo er nun durch indirectes Sehen aufgefaſst wird. Wenn ich annehme, daſs die Convexität der *Cornea* (wie dieſs schon das von ihrer Oberfläche reflectirte Flammenbild, das gegen ihre Peripherie hin breiter erscheint, wahrscheinlich macht) einen veränderlichen Radius besitze, so daſs sie ringsherum in der Nähe der Einfügung in die *Sclerotica* von der geringern Convexität derselben participire, und sich ihr als der härteren anfüge, so ist es klar, daſs die von der Seite einfallenden Strahlen ihren Focus entfernter werfen, und daher von entferntern Gegenständen noch auf der *Retina* gesammelt werden, wo sie, von der vordersten Partie der *Cornea* aufgefangen, schon vor der Netzhaut in einen Brennpunct zusammengehen, und auf diese nur in ihrer Zerstreuung ge-

---

nien (p. 122), der Ausspruch über seine paradoxe Myopie, die convexer Gläser benöthigt ist (p. 133), lassen sich nach unserer Ansicht alle aus einer ungleichen Krümmung der Hornhaut erklären, die durch das lebenslängliche Blinzeln veranlaſst wurde. Man könnte ein solches Auge und diesen Augenfehler als Nebensatz das *Conophthalmos*, *Gomphophthalmos* (Keilauge) nennen. Ich empfehle dieses den Ophtalmologen zur Beherzigung.

langen, die so grofs seyn kann, dafs der umgebende lichte oder dunkle Grund das Bild des Gegenstandes vollkommen verschlingt und unsichtbar macht.

9. Wenn man einen Gegenstand (am besten Gedrucktes) in der Sehachse in der Distanz des deutlichen Sehens dem Auge immerfort nähert, ohne die Deutlichkeit aufzugeben, bis das angestrengte Nahesehen schmerzhaft wird, so wird man bemerken, dafs die Buchstaben allmählich kleiner werden; so wie man aber die Schrift vom Auge auf die mittlere Distanz des deutlichen Sehens entfernt, werden die Buchstaben sich vergröfsern, und darüber hinaus bei noch gröfserer Entfernung sich perspectivisch wieder verkleinern. Die erstere Verkleinerung findet nur bei der gröfsten Anstrengung des Auges zum Nahesehen Statt; starrt das Auge schlaff in die Ferne bei Näherung des Gegenstandes, so wird man nur diejenige Verbreitung und Vergröfserung des Bildes bemerken, die die Zerstreuung des Lichtes und die Näherung mit sich bringt.

Die Fernsichtigen werden diese Erscheinung auffallender bemerken als die Nahesichtigen. Zwar scheint sie sehr paradox, doch kann sich von ihrer Wahrheit jeder leicht überzeugen. Ich erkläre sie auf folgende Art. Wenn die *Cornea* oder die Linse durch die Anstrengung des Nahesehens convexer gemacht wird, so müssen auch die in kürzere Brennweite geworfenen Bilder kleiner werden, und so würde diese Erscheinung im Gegentheile auf das reale convexer Werden des einen oder andern Gebildes schliefsen lassen.

10. Als ich den bekannten Versuch *) der Umkehrung der Stecknadel vor einer nahe am Auge gehaltenen kleinen Oeffnung eines Kartenblattes in einem weiteren Umfange, als gewöhnlich geschieht, wiederholte, fand ich Folgendes.

a. Ich hielt die Stecknadel einige Linien, die Oeffnung des Kartenblattes einige Zolle vom Auge: der Stecknadelkopf sammt einem Theile des Stieles erschienen verkehrt, scheinbar aufserhalb der Oeffnung, und im Hintergrunde die entfernten Gegenstände. Näherte ich die Stecknadel der Oeffnung, so vergröfserte sie sich, näherte ich sie dem Auge, wurde sie kleiner; hielt ich sie unverrückt vom Auge, und entfernte allmählich die Oeffnung bis auf den Anfang der Distanz des deutlichen Sehens (was bei mir ohne Anstrengung des Auges zum Nahesehen schon in der Entfernung von fünf Zollen beginnt), so wurde die Stecknadel kleiner, verschwand endlich ganz, und war in der ganzen Strecke der Sehachse, innerhalb welcher mein Auge deutlich sieht, unsichtbar. Ueber diese Strekke hinaus (bei 9 Zollen), wo sich die Lichtöffnung wegen Kurzsichtigkeit des Auges wieder zu verbreiten anfing, erschien das Bild der Stecknadel wieder, aber nicht mehr verkehrt, sondern erst

---

*) S. Gehler's physikalisches Wörterbuch, Art. Gesichtsbetrügerei, B. II. p. 473.

klein, dann immer gröfser werdend; hierbei war, wie sich erwarten liefs, von der hinterliegenden Landschaft nichts mehr zu sehen.

b. Dieselben Erscheinungen boten sich nur in einem kleinern Umfange dar, wenn ich die Oeffnung auf dritthalb Zoll entfernt hielt, und nun abwechselnd mein Auge zum gröfstmöglichen Nahe- und Fernesehen anstrengte, ohne das Blatt oder die Stecknadel zu verrücken.

Sowohl die Nichtumkehrung des Stecknadelkopfs bei Entfernung der Oeffnung über die Sehweite, als die Abhängigkeit der Erscheinung von der Conformation des Auges machten mich gegen die gewöhnliche Erklärung, die von der Kreuzung der Lichtstrahlen innerhalb der Oeffnung hergenommen wird, mifstrauisch.

Im ersten Falle, bei übermäfsiger Entfernung darf auf die Strahlen aufserhalb der Oeffnung keine Rücksicht genommen werden, sondern man mufs sie als unmittelbar von der Oeffnung ausgehend annehmen, um den aufrechten Stand der Stecknadel zu erklären. Warum sollte also diese Annahme nicht auch in jeder andern Entfernung, wenigstens zum Theile gültig seyn? —

Im zweiten Falle, wo die Erscheinung von den Modificationen des Auges abhängig ist, wird man von den objectiven, aufserhalb dem Organismus liegenden Bedingungen ins Innere des Organs hingeleitet, wo sich uns die Sammlung und Zerstreuung der Strahlen vor, an und hinter der *Retina* als einziger möglicher Erklärungsgrund darbietet.

c. Ich wurde daher veranlafst, zu versuchen, ob nicht jedes leuchtende Bildchen in der erforderlichen Nähe oder Entfernung dieselben Erscheinungen darbieten würde, wie die Oeffnung des Kartenblatts.

Ich bediente mich sogleich zu diesem Versuche eines ganz blanken Stecknadelkopfs, den ich auf einen Zoll vors Auge brachte, und dessen Lichtbild als eine mattleuchtende Scheibe sich darstellte. Zwischen diesen und das Auge rückte ich nun wieder einen andern Stecknadelkopf, der sich nun, wie ich eben erwartete, so wie zuvor vor der Oeffnung im Kartenblatte verkehrt präsentirte. Bei der Entfernung des Lichtbildes bis in den Punct des deutlichen Sehens verkleinerte sich eben so wie zuvor das verkehrte Bild des Stecknadelkopfs, verschwand, während sich das Lichtbild in der Distanz des deutlichen Sehens bewegte, und als es über diese sich wieder verbreitete, kam wieder das Schattenbild der Stecknadel, Anfangs klein, dann gröfser, in nicht verkehrter Stellung zum Vorscheine. Gleiche Erscheinungen zeigten sich, wenn ich bei unverrücktem Glanzbilde (wie zuvor auf dritthalb Zolle Entfernung) das Auge wechselsweise zum Nahe- und Fernesehen einrichtete.

d. Weil jedoch dort gekreuztes und gebogenes Licht, hier reflectirtes die Erscheinungen vermittelte, so glaubte ich den ganzen Umfang derselben nicht erschöpft zu haben, bis sie sich nicht auch am directen Lichte auf gleiche Art dargestellt hätten. An einer entfernten, in der Finsternifs der Nacht sichtbaren Lichtflamme zeigte sich das Schattenbild der Stecknadel sogleich in nicht verkehrter Lage, wie in den beiden vorigen Fällen.

Nun handelte sichs darum, ein so kleines directes Lichtchen zu bekommen, dafs es in die gröfste Nähe ans Auge gebracht, ohne dieses zu afficiren, auf eben die Weise wie die Oeffnung im Kartenblatte behandelt werden könnte. Ich wählte hiezu einen dünn abgeschnittenen Streifen Schwammpapier. Dieses entzündet und bis auf einen Zoll vors Auge gebracht, zeigte den Stecknadelkopf eben so verkehrt wie das Licht durch die Oeffnung, und wie das Glanzbild des blanken Metalls.

Bei allmählicher Entfernung des Lichtes wurde er unsichtbar, und zeigte sich endlich wieder in aufrechter Stellung. Dieselbe Reihe der Erscheinungen zeigte sich bei feststehenden Lichtchen, wenn das Auge vor und hinter dasselbe zum Nahe- und Fernesehen sich anstrengte.

e. Nun glaubte ich hinreichende empirische Data zu besitzen, um an die Erklärung des Gegenstandes zu gehen. Bei directem Lichte findet sich keine Schwierigkeit. Man nehme den leuchtenden Körper *a* Fig. 47. so klein als möglich an. Bei übermäfsiger Näherung wird sein Focus hinter die *Retina* nach *f* geworfen. Auf der *Retina* selbst werden die Strahlen vor ihrer Vereinigung ein verbreitetes Bild erzeugen, davon einer der Durchmesser im Profildurchschnitte des Auges *bd* sey. Wird nun ein undurchsichtiger Körper *eg* zwischen den leuchtenden Punct und das Auge gerückt, so wird ein Bündel der Strahlen intercipirt und bildet in dem Zerstreuungsbilde auf der *Retina* einen Schatten *bh*, und zwar auf derselben Seite wie aufserhalb des Auges, also für die Sehenden selbst an der entgegengesetzten, da, so wie das verkehrte Bild der Netzhaut aufrecht, das aufrechte verkehrt gesehen werden mufs.

Der leuchtende Punct müfste unter denselben Bedingungen für uns ebenfalls verkehrt erscheinen, wenn nur die Umkehrung desselben im Zerstreuungskreise überhaupt wahrnehmbar wäre.

Doch wo das Auge nicht sieht, kann noch der Verstand mit Hülfe einer geregelten Phantasie sehen. Rückt man den leuchtenden Punct vom Auge in die Distanz des deutlichen Sehens, so bildet sich sein Focus unmittelbar auf der *Retina*; der Zwischenkörper (*eg*) wird dann keinen Schatten werfen, er wird nur das Licht des Focus so viel matter machen, als grofs die Menge der Radien ist, die er bei seinem Vorrücken auffängt. Wird endlich der leuchtende Punct aufserhalb der Distanz des deutlichen Sehens gerückt, so bildet er seinen Focus vor der *Retina*, und auf diese selbst werden nach der Kreuzung divergirende Strahlen fallen, Fig. 48. In diesem Falle wird der Schatten *dh* hinter dem Focus an der der Bedeckung des

Zwischenkörpers entgegengesetzten Seite zum Vorcheine kommen, also ein verkehrtes Bild auf der *Retina* erzeugen, welches, durch das Sehen ins Objective projicirt, gerade wird.

Wird bei unverrücktem Lichtpuncte und Zwischenkörper das Auge so verändert, daſs der Focus bald hinter, bald in und bald vor die *Retina* geworfen wird, so gilt vollkommen das Vorige. Das Sonnenbildchen, von der Fläche des blanken Stecknadelkopfs reflectirt, schickt nach Gesetzen der Catoptrik die parallel empfangenen Sonnenstrahlen divergent aus, als wenn es der unmittelbare Ausgangspunct derselben wäre; es gilt also von ihrem weiteren Verhältnisse im Auge und ihrer theilweisen Bedeckung dasselbe, was von dem directen gesagt ist.

Endlich habe ich in Rücksicht des ersten Falles, wo die Lichtstrahlen durch eine kleine Oeffnung gehen, Folgendes zu bemerken. Wir sahen bei No 3. gegenwärtigen Abschnittes, daſs die im Focus sich kreuzenden Lichtstrahlen sich gegen die brechenden Medien des Auges gerade so verhalten, wie wenn der Brennpunct selbst der unmittelbare Ursprung der Strahlung wäre, warum sollte die an einer kleinen Oeffnung Statt findende Kreuzungsstelle der Strahlen nicht ein gleiches Verhältniſs darbieten? Dieſs würde seine volle Gültigkeit haben, wenn die sich in der Oeffnung kreuzenden Strahlen bloſs einfach wären: so aber müssen sie in Rücksicht der hinter der Oeffnung liegenden entfernten Gegenstände als Bündel von parallelen Strahlen angenommen werden, deren jedes seinen Focus vor der *Retina* bildet, davon aber die auf die *Retina* selbst fallenden Zerstreuungskreise wegen der Exilität des Bündels so klein und begränzt sind, dafs sie der Deutlichkeit keinen Eintrag thun. Diese Bündel würden hinter der *Retina* wieder einen gemeinschaftlichen Focus bilden, worin nicht die entfernten Gegenstände hinter der Oeffnung, sondern die Oeffnung selbst als ein Lichtkreis abgebildet würde; auf die *Retina* selbst kommen einzeln divergirende Zerstreuungskreise zu liegen, die in ihrer Totalität convergiren. Diesen scheinbaren Widerspruch wird Fig. 49 am besten durch die Anschauung selbst begreiflich machen. Man sieht hier die Verhältnisse der Fig. 49 und der Fig. 50 in eins vereinigt.

Das Schattenbild des Zwischenkörpers mufs auch streng genommen, den einfachen Momenten der Erscheinung entsprechend, in den kleinen Zerstreuungskreisen *ab*, *cd*, *ef* in einer der des gröfsern Sammlungskreises *gh* entgegengesetzten Richtung sich bewegen, kömmt aber in diesen nicht zur deutlichen Sinnesanschauung, sondern erscheint nur als ein schwacher Vorschatten, der dem Hauptschatten vorherläuft. Man sieht aus allen den vorhergegangenen Versuchen, wo die Erscheinungen bei directem divergirendem Lichte, als auch bei reflectirtem, zerbrochenem und gekreuztem dieselben bleiben, dafs der Ausgang der Strahlen vor dem

Durchschnittspuncte derselben keinen wesentlichen Umstand ausmacht, und dafs jeder Punct des Lichtstrahles mit gleichem Rechte als Ende und als Anfang angenommen werden kann.

f. Dafs sich der Brennpunct eines convexen Glases eben so verhalte, wie die Oeffnung mit den sich kreuzenden Strahlen, liefs sich mit Sicherheit erwarten. Ich wählte ein Objectivglas von 6 Zollen Brennpunct. Entfernte ich mich von einer Lichtflamme auf 20 Fufs, und brachte das Glas in die Sehachse, so, dafs der Brennpunct bis auf die Nähe eines Zolles vor dem Auge geworfen wurde, und bewegte nun in diesem Zwischenraume den Stecknadelkopf, so erschien der verkehrte Schatten desselben in dem vergröfserten Flammenbilde auf der *Retina*. Fiel der Brennpunct bei Näherung des Glases gerade auf die Stecknadel, so kehrte sich allmählich ihr Schattenbild um, sich um seine Achse drehend, bis es, sobald der Brennpunct näher am Auge als die Stecknadel war, in die entgegengesetzte Richtung überging, wie wenn die Stecknadel sonst beim Kartenblatte vor die Kreuzungsöffnung gebracht wird. Wenn z. B. der Stiel der Stecknadel zwischen Auge und Brennpunct horizontal gehalten wurde, so dafs ein horizontales Schattenbild desselben in der Lichtflamme zu sehen war, so richtete sich dieses beim Uebergehen des Brennpunctes auf die Stecknadel selbst rechts auf, ging in die schiefe, dann in die senkrechte Stellung über, legte sich bei fortgesetzter Näherung des Glases links nieder, und stand horizontal in entgegengesetzter Richtung, sobald der Brennpunct die Stecknadel passirt war, und zwischen sie und das Auge zu stehen kam. Wäre der Brennpunct wirklich ein Punct, so würde er unter den angeführten Verhältnissen von der Stecknadel ganz bedeckt werden, und hiermit das Lichtbild verschwinden, so aber muſs dieser als nach allen Dimensionen vervielfältigt gedacht werden, so daſs die denselben schneidende Stecknadel Theils convergirende, Theils divergirende Strahlen, Theils Kreuzungsstellen zu bedecken hat, wodurch in das Schattenbild eine Verwirrung kommen muſs, wobei jedoch das am sonderbarsten ist, daſs diese Verwirrung sich in die oben beschriebene regelmäſsige Umkehrung des Bildes auflöst.

g. Endlich glaube ich auch an dieser Stelle der scheinbaren Bewegung der Ränder dunkler Körper nahe vor dem Auge Erwähnung thun zu müssen, und sie an obige Erscheinungen und Erklärungen anzureihen. Sie sind dem Wesen nach dieselben mit den vorigen, indem hierbei die Gestalt der Begränzung, ob sie ein Kreis oder eine gerade Linie sey, als eine quantitative Eigenschaft etwas Zufälliges ist. Daſs es hierbei gar nicht darauf ankomme, ob das Licht aus einer Stelle hinter dem Raume oder unmittelbar von demselben seinen Ursprung nehme, davon überzeugte ich mich sogleich dadurch, dafs ich ein reines weifses Blatt steifes Papier zur Hälfte weifs färbte, dieses bei gehöriger Beleuchtung nahe am Auge hielt, und nun den Rand eines schwarzen Blattes gegen den erstern gemalten bewegte; dieser schien sich eben so jenem entgegen zu bewegen, wie wenn er frei stünde, und das weifse Licht vom hellen Himmel als Hintergrund käme. Weil hier jedoch noch der Einwurf gemacht werden konnte, dafs an dem dem Auge näheren Rande ein entferntes Licht (das des Blattes) vorbeistreiche, so brachte ich diesen unmittelbar an das Blatt, und näherte ihn wieder dem gemalten Rande, in welchem Falle beide gleichmäfsig gegen einander bewegt erschienen. Es ist also zur Erklärung dieser Erscheinungen weder nöthig, zur Beugung des Lichts seine Zuflucht zu nehmen, noch mit Melville *) sie aus dem Halbschatten eines an dem Rande eines freistehenden Körpers vorbeistreichenden Lichtes ausschliefslich zu erklären, indem jedes Dunkle, was unmittelbar neben einem hinreichend Lichten auf einer und derselben Fläche steht, nach dem Gesetze der Verbreitung des Lichtes, von jedem primär leuchtenden oder hinlänglich beleuchteten Körper aus, je nach der Gestalt der auffangenden Wand, seinen Haupt- und Halbschatten wirft.

---

*) *Edinb. Essays Vol. II. p. 55.*

XVII. Willkührliches Schielen.

Es liegt nicht in dem Zwecke meiner gegenwärtigen Arbeit, die es nicht unternimmt, das Vorhandene zu sammeln und zu ordnen, sondern neue Materialien herbeizuschaffen, das Gesammte der bisherigen Erfahrungen und Ansichten über das Schielen und seine verschiedenen Arten darzustellen. Ich begnüge mich, nur Einiges über das willkührliche Schielen anzumerken, und daraus einige Ansichten zur Erklärung des krankhaften abzuziehen.

Nach der Gesammtheit der geometrischen Verhältnisse der beiden Augenachsen gegen einander, kann man ein convergirendes, paralleles und divergirendes Schielen unterscheiden. Jedes dieser kann wieder entweder mit zusammentreffenden oder einander verfehlenden Achsen Statt finden.

Von allen diesen ist das convergirende Schielen mit zusammentreffenden Achsen beim Nahe- und Fernesehen dem Menschen natürlich; es wird nur widernatürlich, wenn es nicht seinem Zwecke entspricht, nämlich die Achsen der Augen in demjenigen Gegenstande mit einander in Berührung zu bringen, der von jedem einzelnen im Achsenpuncte des Auges in vorzüglicher Klarheit empfunden wird. Diese Convergenz ist auf die Distanz, die wir nöthig haben, um die Physiognomieen anderer zu fixiren (zwischen 3—12 Schuhen für die gewöhnliche Conversation), so wesentlich in der Conformation des ganzen Gesichtes und der physiognomischen Wirkung dessen, was wir

Blick nennen, daſs das Parallelsehen sogleich als ein Schielen auffallen würde. Erst wenn der Gegenstand den Augen über die gewöhnliche Distanz des deutlichen Sehens genahert wird, wird die sonst wegen ihrer nothwendigen Erklärbarkeit kaum bemerkbare Convergenz auffallender, indem wir über unser instinktmäſsiges Urtheil hinausgehen müssen, um sie aus dem übermäſsig genäherten Gegenstande zu erklären. Aber auch daran würde man sich unter bleibenden Verhältnissen bald gewöhnen, und es würde diese Convergenz, da sie durch ihren Zweck begründet ist, das Schreiende, den physiognomischen Sinn Empörende verlieren, was so sehr charakteristisch der Einwirkung des Schielens ist. Dieses natürlichen Schielens in seinem Uebermaſse bedienen sich gewöhnlich Knaben, wenn sie in ihrer spielenden Lustigkeit Schielende nachahmen wollen. Hierbei wird die Nasenspitze oder ein nahe an die Augen gehaltener Finger zum Zielpuncte des Sehens gewählt. Wird dieser letzte, näher oder entfernter, gerade vor der Nase gehalten, so convergiren beide Augen gleichmäſsig, und ihre Achsen bilden ein gleichschenkliges Dreieck mit derjenigen Linie, die quer über der Nasenwurzel beide Pupillen verbindet.

Wird hingegen der Finger vor oder zur Seite des einen oder des andern Auges gehalten, so geht jenes Dreieck in ein recht- oder stumpfwinkliges über; in beiden letztern Fällen scheint nur ein

Auge zu schielen, indessen das andere den Gegenstand direct ansieht.

Diese Art des künstlichen Schielens ist eigentlich derjenigen ähnlich, die am häufigsten als krankhafter Zustand angetroffen wird, kann jedoch als spielende Nachahmung von freien Stücken nicht hervorgebracht werden, weil kein Gegenstand (wie dort die Nasenspitze) in gehöriger Nähe zur Seite des Gesichtes befindlich ist, woran die Augenachsen mit ungleichen Schenkeln convergirten.

Wer das Vermögen besitzt, die Pupille willkührlich zu bewegen, oder, was damit verknüpft ist, ins Leere hinaus fern und nahe zu sehen, der kann auch einen entfernten Gegenstand in einer und derselben Sehachse als einen nahen, oder einen nahen als einen entfernten anschauen, wenn er die dazu erforderlichen innern Bewegungen im Auge willkührlich vornimmt *). Wird nun auf solche Weise z. B. mit dem rechten Auge ein weit über die Distanz des deutlichen Sehens entferntes Kerzenlicht so angeschaut, wie wenn es nur einige Zolle vor dem Auge wäre, so richtet sich das andere Auge, obgleich die Aufmerksamkeit ihren Sitz in demselben nicht fixirt hat, eben so zum Nahesehen ein, wie das rechte, und der Zwang der Association bringt seine Muskeln in solche Thätigkeit, daſs seine Achse mit der Achse des rechten gerade in demjenigen Puncte sich schnei-

---

*) S. Abschnitt XV, No. 2.

det, in welchem dieses den entfernten Gegenstand, wenn er in der Sehachse genähert würde, in seiner vollkommenen Deutlichkeit erblickte. So lange das rechte Auge die gleiche Disposition der Tiefesicht behält, folgt auch das andere allen seinen Bewegungen unter gleichem Horopter, was für den Zuschauer als ein constantes Schielen des linken gegen das rechte erscheint.

Wird nun derselbe Gegenstand, z. B. das entfernte Licht, mit dem andern Auge als ein nächstliegender fixirt, so zieht die Association das rechte Auge dem linken nach. Das linke scheint die Gegenstände direct anzuschauen, indessen das rechte gegen den innern Augenwinkel verschoben ist; hierbei erscheinen die entfernten Gegenstände undeutlich und verdoppelt. So ist also dieses eben beschriebene künstliche Schielen nur ein übertriebenes Nahesehen gegen einen zur Seite des einen oder des andern Auges liegenden Punct im freien Durchsichtigen, ohne einen wirklichen Gesichtsgegenstand.

Soll dieses künstliche Schielen seinen vollen Effect auf den Zuschauer hervorbringen, so muſs man im Stande seyn, nahesehend mit dem einen Auge, entfernte Gegenstände, wenn sie gleich undeutlich erscheinen, zu verfolgen; dabei wird das einwärts gerichtete Auge jenes in seinen Bewegungen unwillkührlich begleiten, und so die Täuschung vollkommen machen.

Damit diese Beobachtungen und Versuche über das künstliche Schielen nicht als ein leeres Spiel erscheinen mögen, will ich versuchen, ihnen eine wissenschaftliche Anwendung abzugewinnen.

Die kräftige Association der Thätigkeiten des einen und des andern Auges beim Nahe- und Fernesehen und bei Convergirung des Winkels des Horopters, die beim künstlichen Schielen sich ergibt, läfst der Vermuthung Raum, dafs auch beim krankhaften Schielen eine ähnliche Gewalt der Association das eine oder das andere Auge zur Convergenz bestimme.

Obgleich ich gern zugestehe, dafs Büffons *) Untersuchungen über diesen Gegenstand ein unsterbliches Verdienst behalten, so glaube ich doch nicht, dafs seine Erklärung durchaus unantastbar sey, und die Wahrheit vollkommen erschöpft habe.

Wahr ist's, dafs bei fast allen Schielenden das eine Auge schwächer sey als das andere, oder vielmehr das eine kurzsichtiger, das andere fernsichtiger, auch ich habe das bei allen meinen bisherigen Untersuchungen gefunden; aber dafs das kurzsichtige Auge allein und ausschliefslich sich nach dem innern Augenwinkel kehre, um gleichsam von den Gegenständen abzusehen, war mir von je her, obgleich es einen glänzenden Erklärungsschein von sich gibt, etwas verdächtig.

Warum schliefst sich nicht vielmehr das schwachsichtige Auge, oder kehrt sich nach oben unter das

---

*) *Mem. de Paris* 1743. *p.* 329. *et seq.*

obere Augenlied, um der Verwirrung, die aus dem Zusammenstrahlen eines trüben und eines klaren Gesichtsfeldes entstünde, zu steuern; warum muſs es sich gerade in horizontaler Richtung gegen das andere Auge bewegen? Und dann trifft das Schielen nicht bloſs das kurzsichtige Auge. Wenn man das fernsichtige Auge eines Schielenden halb mit der Hohlhand bedeckt, so daſs ihm der gröſste Theil des Gesichtsfeldes benommen ist, daſs man jedoch von der Seite seine Bewegungen beobachten kann, und läſst mit dem kurzsichtigen in einem Buche lesen, so wird man finden, daſs jenes eben so und oft noch stärker nach innen schielt, als dieses. Uebrigens trägt der Umstand, daſs das Auge gegen die innere Seite der Nase sieht, um sich damit gewissermaſsen zu decken, gar nichts zur Unterstützung der Erklärung bei, indem in den meisten Fällen die Achse des schielenden Auges, welche doch die Trägerinn des deutlichsten Sehens ist, am Nasenrande in die Ferne vorbeistreicht, also sowohl das directe als das indirecte Sehen dem Auge unverwehrt bleibt, und der gröſsere Theil des Gesichtsfeldes frei und offen steht. Warum sind übrigens nicht alle schwachsichtige Augen so klug, um dem besseren Auge zum Besten zu schielen? Denn die Mehrzahl der Menschen, besonders in Städten, ist ungleichsichtig, und dennoch nicht schielend. Ja, ich finde, daſs, je schwächer das eine Auge ist, selbst wenn es amblyopisch ist, es gerade dann desto weniger zum Schielen sich neige, sondern daſs es dann passiv den Bewegungen des stärkern Auges unterthan sey.

Nach meiner Ansicht ist das schielende Auge nichts weniger als unthätig; es sieht, aber auf einen viel näheren Punct ins Leere hinaus, ohne Gegenstand, und zwar aus einem ganz anderen Grunde, als um nicht zu sehen; es strengt sich in gleichem Maſse mit seinem Consorten zum Sehen an, wenn gleich seine Anstrengung keinen Erfolg hat.

Es seyen A und a *) zwei zu einem und demselben Individuum gehörige Augen, ab und AB ihre Sehachsen.

Die Antheile cd und CD in jeder der beiden Sehachsen bedeuten die Räume, in denen jedes der Augen bei gröſster Näherung und Entfernung die Gegenstände bis ins Kleinste mit Deutlichkeit unterscheiden kann. Für das Auge a sey die Distanz der gröſsten Näherung ac, wobei es noch seinen Gegenstand deutlich sieht, drei Zolle, der gröſsten Entfernung ad zehn Zolle; es wird also der Raum des deutlichen Sehens cd sieben Zolle enthalten, die ich in der Sehachse als einzelne Grade mit Ziffern 1. 2. 3. etc. bezeichne. In jedem dieser Grade strengt sich das Auge mit bestimmter Kraft zum Ferne- und Nahesehen an, die im Puncte c und d ihre Maxima erreicht. Für das Auge A, als das fernsichtige, sey AC fünf Zolle,

*) Siehe Fig. 46.

AD sey 40 Zolle, so wird hier die Distanz des deutlichen Sehens 35 Zolle enthalten. Diese theile man auf gleiche Weise wie beim erstern Auge in 7 gleiche Intervalle 1′ 2′ 3′ etc., so wird jedes davon fünf Mal so lang seyn als im vorigen, und eben so entsprechende Kraftgrade bezeichnen, die das Auge zum Ferne- und Nahesehen ausübt. Vermöge der innigen Association beider Augen unter einander werden auch die einzelnen Anstrengungsgrade zum Nahe- und Fernesehen mit einander associirt seyn. Wenn z. B. das Auge A in der Richtung der Sehachse nach 2′ hinsieht, wo sich ein wirklicher Gesichtsgegenstand befindet, und sich dieser Distanz gemäfs in seinem Innern spannt, so wird auch das andere Auge a, der Kraft der Association gemäfs in gleichem Grade gespannt, nach 2 hinsehen. Da aber vermöge einer andern Association die Augenmuskeln die Sehachsen nach Mafsgabe ihrer Anstrengung zur Convergenz bringen, so wird das kurzsichtige Auge gegen denjenigen Punct der Sehachse des Fernsichtigen hin convergiren, der dem Grade seiner Anstrengung entspricht, es wird gegen den Punct e ins Leere hinschielen, indessen das fernsichtige Auge seinen Gegenstand mit Bestimmtheit erfafst. Eben so wird das Auge A in die Sehachse des Auges a nach E hinsehen, wenn diesem der Gegenstand bis an den Punct in 2 hingerückt wird, wo es denselben mit Deutlichkeit unterscheiden kann. Diese Erklärung ist, wie man sieht, dem Vorgange beim künstlichen Schielen entnommen, nur dafs dort die Distanzen des deutlichen Sehens für jedes Auge als gleich angenommen wurden.

Bei dieser Art des Schielens, die wohl die gemeinste seyn mag, wo unsere Erklärung Anwendung findet, ist das durch blofse Association bewegte Auge mit seiner Sinnesthätigkeit gar nicht nach aufsen gerichtet, sondern nur in seinem innern Bewegungsgefühl befangen, wodurch es sich dem Bewegungsgefühle des andern gemäfs blindlings einrichtet.

Um es zu heilen, mufs seine Richtung mehr nach aussen nach den Gesichtsobjecten hin determinirt werden, damit es seine Bewegungen nicht durch subjective, sondern durch objective Reize bestimmen lerne.

Darin haben denn auch die beiden Heilmethoden sowohl die Anwendung eines entsprechenden Hohlglases als das Schliefsen des fernsichtigen Auges ihren Grund.

XVIII. Wirkung der Belladonna aufs Sehen.

Es gibt kaum irgend einen Theil in der Anatomie und Physiologie des menschlichen Körpers, der so klein wäre, und der dennoch eine so grofse Menge mannichfaltiger Phänomene darböte, und das Erklärungsbestreben der Physiologen so vielfach in Anspruch seit jeher genommen hätte, als die Iris. Eine specielle naturhistorische oder vielmehr morphologische Beschreibung ihrer Formen und Nuancen ist noch gar nicht unternommen, über ihre Anatomie, ihre Bewegungen gibt es nicht wenige und ausführliche Schriften, und dennoch ergreift der Naturforscher immer mit neuem Interesse ein jedes Blatt, was von der Iris etwas Neues zu erzählen verspricht, ein hinreichendes Zeichen, dafs die Acta noch nicht geschlossen sind. Ich habe es daher nicht für überflüssig gehalten, denjenigen Antheil zu untersuchen, den sie durch ihre Expansionen und Contractionen bei dem Sehen hat, und der vorzüglich durch die Einwirkung der Belladonna in seinen Extremen sich beobachten läfst.

Mehrere Schriftsteller, Wells, Weber, Dunglison, haben die Wirkung der Belladonna aufs Auge mit der Presbyopie verglichen. Wenn sich auch beide Zustände von einer Seite mit einander vergleichen lassen, so coincidiren sie doch nicht in jeder Hinsicht. Mit noch gröfserem Rechte könnte man hier die Leucathiopie *) in Vergleichung ziehen, in sofern Lichtscheu eine natürliche Folge der erweiterten Pupille ist. Doch ist durch diese beiden Benennungen weder das Phänomen in seiner Totalität ausgesprochen, noch die Erklärung damit gefördert. Wir müssen vielmehr von dem zweckmäfsig angestellten Experimente einen Aufschlufs über jene Zustände selbst erwarten.

---

*) Vergl. Schlegels neue Materialien zur Staatsarzneiwissenschaft, IIIter Band, Darstellung der bei vier Albinos aufgefundenen Eigenthümlichkeiten p. 1—148.

1. Wirkung der Belladonna auf das Ferne- und Nahesehen.

Vorläufig war es nöthig, den natürlichen Zustand der Sehkraft meines Auges (des rechten) genau zu prüfen und anzumerken. Ich fand die gröfste Nähe bei unbewaffnetem Auge und mäfsiger Anstrengung zum Nahesehen $3\frac{1}{2}$ Zoll, die gröfste Ferne 7 Zolle. War das Auge mit einem biconvexen Glase von 30 Zollen Brennweite bewaffnet, so konnte ich eine mäfsige Druckschrift bis $2\frac{3}{4}$ Zoll dem Auge nähern, und bei $5\frac{3}{4}$ Zoll Entfernung begann schon die Vervielfältigung der Ränder.

Sah ich endlich durch ein biconcaves Glas von 10 Zollen Focus, so konnte ich die Schrift nur bis 4 Zolle nähern, die Entfernung ging ins Unbestimmte bis zur verschwindenden Kleinheit.

Nachdem ich einen Tropfen der gesättigten Wasserauflösung des Wasserextracts der Belladonna ins Auge eingebracht hatte, wartete ich zwei Stunden, bis sich die Pupille auf den höchsten Grad erweitert hatte. Die Prüfung zeigte dann bei unbewaffnetem Auge die gröfstmögliche Näherung einer gewöhnlichen Druckschrift 6 Zolle, die gröfste Entfernung 7 Zolle wie gewöhnlich. Sah ich durch das biconvexe Glas von 30 Zollen Focusweite, so konnte ich den Gegenstand bis auf $5\frac{1}{4}$ Zoll nähern, und nur bis auf 6 Zolle entfernen, so dafs für das Klarsehen nur ein Spielraum von $\frac{3}{4}$ Zoll übrig blieb. Nahm ich endlich das biconcave Glas vors Auge, so war der Näherungspunct bis auf $15\frac{1}{2}$

Zoll beschränkt, die Fernsicht fand ich nur etwas getrübt, doch nicht beschränkt. Ich überzeugte mich bald, dafs ich auf solchem Wege zu keinen bestimmten Resultaten über die Art der Trübung der Lichtbilder kommen würde.

Um die Versuche noch genauer anzustellen, nahm ich eine Thermometerkugel (wie auch Wells *) bei Cuttings Versuchen that), um mit dem daran erscheinenden reflectirten Bildchen der Lichtflamme die Nahe- und Fernesicht zu bestimmen. Ich fand dieselben Entfernungen und nur am Zerstreuungsbilde Einiges anzumerken. Zerstreuungsbild nenne ich ein solches, welches durch den noch nicht gesammelten oder bereits divergirenden Focus auf die Netzhaut gebildet wird; sein auf der Netzhaut rein ohne Zerstreuung erscheinender Gegenpart ist das Focusbild. Ich unterscheide daher auch ein Zerstreuungsbild der Convergenz und eins der Divergenz. Ich habe schon oben (Abschn. XV, 5.) über die merkwürdigen Unterschiede beider bei kurzsichtigen Augen einige Beobachtungen mitgetheilt; ich finde es meinem Zwecke gemäfs, an diesem Orte noch Einiges näher darüber anzumerken.

Bei natürlichem Zustande des Auges zeigt sich das Focusbild einer Lichtflamme an der Thermometerkugel von 4 Linien Durchmesser als ein sehr kleiner Lichtpunct, dessen Umrisse man zwar we-

---

*) Beobachtungen und Versuche über das Sehen von Ch. Wells. Gilbert's Annalen Bd. XCIII. p. 132.

gen der ungemeinen Kleinheit nicht genau unterscheidet, der jedoch auch keinen Zerstreuungsschein um sich bemerken läſst. Nähert man die Kugel dem Auge über die Gränze des deutlichen Sehens, so verbreitet sich das Focusbild in Gestalt einer Kreisfläche mit gleichmäſsig vertheilter, an Intension verminderter Lichtmasse *). Entfernt man die Kugel vom Auge über die Gränze des deutlichen Sehens, so zeigt sich bei Kurzsichtigen ein Zerstreuungsbild der Divergenz, in Gestalt eines Sternes von verschiedener Länge, Richtung, Zahl und Entfernung der Strahlen, in individueller Eigenthümlichkeit, welches bei wachsender Entfernung in geometrischer Progression immer weiter sich verstrahlt, bis es verschwindet. Bei fernsichtigen Augen erscheint dieses Sternbild an entfernten Lichtflammen oder an den Sternen selbst. Die Spitzen an den Sternen, die jeder aus eigener Anschauung kennt, sind ihrem Wesen nach im Zerstreuungsbilde der Divergenz gegründet. Nur bei Hyperpresbyopen dürften die Sterne ein Zerstreuungsbild der Convergenz geben. Die eigenthümliche Figur dieser Sternfigur ist bei jedem Individuum verschieden nnd von der Organisation des Auges abhängig. Bei mir zeigt sie sich jedesmal, wie Fig. 50. An obiger Thermometerkugel ist sie für mich bei einer Entfernung von 13 Zollen nur noch zum Verschwinden bemerkbar. Dieses Stern-

*) Ohne Strahlen oder Sternspitzen.

bild des einfachen Lichtpunctes kann als das Element aller übrigen Zerstreuungsbilder in Linien und Flächen betrachtet werden, um diese in ihrer besonderen Conformation daraus abzuleiten. Es wäre interessant, das Mannichfache dieser sternförmigen Bilder bei verschiedenen Individuen zu sammeln, ob sich nicht vielleicht bei allen ihren Zufälligkeiten dennoch etwas Allgemeines und Bleibendes für die innere Organisation des Auges auffinden ließe. Ich habe dieser Zerstreuungsbilder hier weitläufiger erwähnen müssen, weil ein grosser Theil meiner Erklärung der Wirkung der Belladonna auf das Sehen darauf gegründet ist.

Bei durch Belladonna erweiterter Pupille verhalten sich das Focusbild und die Zerstreuungsbilder der Convergenz sowohl als der Divergenz auf eigene Weise.

Nähere ich die Thermometerkugel über die durch die Wirkung der Belladonna beschränkte Distanz des deutlichen Sehens, so verbreitert sich das Lichtbild und zeigt constante Strahlen, gegen 50 an Zahl, von ziemlich gleichen Entfernungen unter einander, die mit der Structur der *Cornea* oder der Linse, vielleicht mit deren Strahlenfortsätzen in Beziehung stehen mögen. Entferne ich die Thermometerkugel bis in den Punct des deutlichsten Sehens, so zeigt sich das Focusbild dennoch nie vollkommen rein, sondern an einer oder der andern Seite mit Strahlen besetzt, die entweder dem convergirenden Zerstreuungsbilde angehören, oder dem bereits eintretenden divergirenden.

Rücke ich mit der Kugel über den Punct des deutlichen Sehens (also bei mir über die 7 Zolle), so kömmt das Zerstreuungsbild der Divergenz. Ferner sind die Zerstreuungsbilder nach Maſsgabe der erweiterten Pupille bei denselben Entfernungen breiter als im natürlichen Zustande des Auges. Auch haben sie sowohl als das Focusbild eine gröſsere Lichtsumme, ebenfalls als Folge der Erweiterung der Pupille. Es ist leicht, die angeführten Phänomene in dieser Einfachheit nach optischen Gründen zu erklären. Die bis aufs äuſserste contrahirte Iris setzt die ganze Linse der Einwirkung des Lichtes aus, die sonst dem gröſseren Antheile nach besonders beim Nahesehen bedeckt ist. Dadurch wird ein gröſserer Lichtkegel aufgenommen, wodurch auch eine gröſsere Summe des Lichts ins Innere des Auges fällt.

Den Grund des bedeutenderen Zerstreuungsbildes der Convergenz bin ich geneigt, in der Linse zu suchen, deren Randpartie, die sonst immer von der Iris bedeckt bleibt, mit zum Lichtsammler wird. Hier ist die Capsel um ihre Linse durch den Ciliarkörper und die *Zonula ciliaris* gespannt, und bildet wahrscheinlich ein weniger convexes Element der Sphärenfläche als die Linse selbst, überdieſs könnte auch der Rand durch die Ciliarfortsätze etwas, wenn auch äuſserlich unbemerkbar, gekerbt seyn, wodurch die Sternspitzen in das Zerstreuungsbild der Convergenz hineingebracht würden, was mit ihrer Zahl und Regelmäſsigkeit wohl ziemlich übereinstimmt. Aber auch die *Cornea* hat an ihrem Rande, wo sie mit der gröſseren Kugel der *Sclerotica* in Verbindung steht, flachere Krümmungselemente als in ihrer Mitte, wie es das äuſserlich auf derselben reflectirte Lichtbildchen deutlich zeigt; hier wird auch wahrscheinlich ihre Durchsichtigkeit und ihre Brechungskraft durch die sich insinuirende fremde Bildung der *Sclerotica* afficirt. Auch hier wird bei der gewöhnlichen Oeffnung der Pupille die störende Wirkung dieses Randes durch die Iris abgewehrt, nicht so, wenn die Pupille bis aufs äuſserste offen steht; und so kann sowohl der Rand der Hornhaut als der der Linse, in sofern sie flächeren Brechungskörpern anzugehören scheinen, ein Zerstreuungsbild der Convergenz geben, indessen ihre mittleren Antheile, besonders bei Kurzsichtigen, ein Zerstreuungsbild der Divergenz werfen, und bei dem allen kann noch das Focusbild auf die *Retina* fallen, welches daher eine mehrfache Trübung erleidet. Diese Betrachtung ist hinreichend, die Trübung und Umneblung der Gegenstände, welche in allen Entfernungen Statt findet, zu erklären. Alle Schattenpartien sind dann mit einem matten Lichte überstrahlt wegen der von den hellen Rändern in dieselben sich verbreitenden Zerstreuungsbilder; aber auch das im innern Augenraume durch die weit geöffnete Pupille in groſser Menge eindringende und vielfach reflectirte Licht überzieht die dunkleren Antheile der Bilder, und macht die Umrisse unscheinbar. Die Blendung, welche das durch Belladonna weit geöffnete Auge gewissermaſsen leukäthiopisch macht, erklärt sich leicht durch die wegen gröſserer einströmender Lichtmasse intensivern Focusbilder und durch die wegen des gröſseren Conus der Convergenz und Divergenz weiter verbreiteten Zerstreuungsbilder, die, wechselseitig in einander strahlend, ihre Lichter combiniren und erhöhen.

Der Umstand, daſs man den Gegenstand bei weiten nicht so dem Auge nähern kann, ohne das Deutlichsehen aufzuheben, wie im natürlichen Zustande, hat die Beobachter veranlaſst, die Wirkung der *Belladonna* mit der Presbyopie zu vergleichen. Wells *) glaubte erst, daſs die *Belladonna* die Augenmuskeln, welche das Auge zum Nahesehen spannen, erschlaffe, so wie er dafür hält, daſs auch beim Fernesehen das Auge aus einem Zustande der Spannung in den der Relaxation übergehe, so wie dieses auch mit zunehmendem Alter die Augenmuskeln treffe, und Mitursache der Presbyopie seyn möge; aber Cuttings Versuch **), wodurch er die Achsen beider Augen in dem möglichst kleinsten Abstande eines Gegenstandes convergiren machte, ohne sonst eine ungewöhnliche Anstrengung zu verspüren, brachten ihn sogar zu der ent-

*) A. a. O. p. 129.
**) A. a. O. p. 140.

gegengesetzten Meinung, dafs nämlich die Augenmuskeln zum Nahesehen gar nichts beitrügen, und man einzig und allein dieses Vermögen im Linsenapparate suchen müsse. Man kann aber, wie ich mich leicht durch Selbstversuche überzeugt habe, die Augenachsen aufs höchste convergiren machen, ohne diejenige Muskelanstrengung vorzunehmen, die sonst beim angestrengten Nahesehen so fühlbar vorgenommen wird. Im erstern Falle brauchen nur die das Auge nach innen wendenden Muskeln vorwaltend thätig zu seyn, im andern ziehen sie sich alle kräftig um den Augapfel zusammen, um seine Gestalt zu modificiren; beide Thätigkeiten verhalten sich zu einander, wie die einfache Beugung des Arms zu dessen Erstrammung. Ich bin durch die wohlbekannten Empfindungen in den Augenmuskeln gedrungen, anzunehmen, dafs sie auch nach der Einwirkung der *Belladonna* auf gleiche Weise und in denselben Graden, wie sonst beim Nahesehen, thätig sind, obgleich erfolglos, weil sie das durch die erweiterte Pupille und die verflächten Ränder der Crystallinse auf die *Retina* geworfene Zerstreuungsbild der Convergenz durch die vermehrte Convexität der *Cornea* nicht in ein Focusbild sammeln können. Daher ist bei mir in der Entfernung von 6 Zollen schon dieselbe Anstrengung erforderlich, wie sonst bei dreien, und ich bemerke dann eben so das Kleinerwerden der Objecte, die ich oben (Abschn. XV, 9.) durch die gröfser werdende Convexität des brechenden Apparats erklärte.

Dafs ein biconvexes Glas das Zerstreuungsbild der Convergenz im Focusbilde sammle, finde ich durchaus in den optischen Gesetzen gegründet, ohne dabei zu einer eigenen, durch die *Belladonna* herbeigeführten Formänderung der Linse oder sonst eines Theiles recurriren zu müssen, und die Iris bleibt hierbei die einzig afficirte, obgleich der Ciliarkörper, der nach seinem äufsern Habitus zu gleicher spongiös irritabler Bildung mit der Iris zu gehören scheint, zugleich mit derselben sich contrahirend die Linsencapsel und mit ihr die Linse afficiren könnte, wie Jüngken *) nach Gräfe's Ansicht **) von den Bewegungen des Linsensystems vermuthet.

Ich habe deshalb, um über letztere Ansicht ins Reine zu kommen, Katzenaugen geöffnet, davon einzelne durch Wirkung der *Belladonna* höchst erweiterte Pupillen hatten, konnte aber bis jetzt zu keinem Resultate kommen, weil beim Sterben auch die übrigen Augen ihre Pupillen erweitert hatten.

Ich kann also nach meiner individuellen Erfahrung und nach meiner Theorie den Einflufs der *Belladonna* auf das Sehen sowohl in der Nähe als

*) Bemerkungen über den Nutzen der Iris, nach Dunglison, Gräfe's und v. Walthers Journal, IIter Band p. 675.

**) Reil's Archiv, Bd. IX, p. 225.

in der Ferne als störend aussprechen, obgleich ich nicht läugnen will, dafs es Augen geben möge, die durch diese Wirkung beim Sehen gefördert werden, in Fällen, wo die Mitte der Linse und der *Cornea* krankhaft afficirt ist und wo es mehr auf die Ränder derselben ankömmt, wie beim anfangenden grauen Staare, oder bei geringern Graden des Conophthalums. Die bisherigen Versuche sowohl von Wells als Dunglison und Weber *) scheinen mir noch nicht strenge genug zu seyn, und ich empfehle den künftigen Beobachtern eine meiner hier befolgten mit Anwendung der Thermometerkugel und mit scharfer Bemerkung der verschiedenen Form der Zerstreuungsbilder wenigstens ähnliche Methode.

2. Von der durch Wirkung der Belladonna auf die Pupille besonders deutlich sich zeigenden Chromasie des Auges.

Sobald man bei hellem Tageslichte mit durch *Belladonna* erweiterter Pupille die nächste beste Druckschrift zu lesen versucht, so wird man sogleich bei ungehöriger Näherung oder Entfernung die Buchstaben bald mit gelber, rother, bald mit bläulicher Farbe überzogen finden.

Um diese Beobachtung zu einem Versuche zu erheben, nahm ich eine Nadel von mittlerer Gröfse, stellte mich gegen den weiten lichten Himmel, und näherte sie unter 5 Zollen dem Auge. Hier er-

---

**) Weber; *Tractatus de motu iridis, pag.* 61.

schien sie mehr oder weniger als ein trüber Schatten ohne deutliche Färbung; bei 5 Zollen zeigte sie sich gelb, bei $6\frac{1}{4}$ gelbroth, bei $6\frac{1}{2}$ roth, bei $7\frac{1}{4}$ dunkelroth, bei $7\frac{1}{2}$ schwarz, bei 8 dunkelblau, bei 9 hellblau mit gelben Rändern, bei 10 von unbestimmten Umrissen und Färbung und verdreifacht. Nahm ich zwei Nadeln, und hielt sie am Mafsstabe so hinter einander, dafs sie sich deckten, und dafs die nähere gelb, die entfernte blau erscheinen mufste, so erhielt ich das schönste Grün.

Noch schöner zeigten sich die Farben, wenn ich in ein Kartenblatt zwei Nadelstiche von zwei oder drei Linien Distanz der Oeffnung der Pupille gemäfs anbrachte, und nun bei einem hellleuchtenden Hintergrunde, Himmel oder Feuerflamme, das Kartenblatt nahe am Auge hielt, und hinter demselben die Nadel vor und zurück bewegte. Die Nadel zeigte sich dann verdoppelt, bei der Näherung über den Punct des deutlichen Sehens war der obere Rand der oberen Nadel blau, der untere gelb und gelbroth, bei der unteren Nadel der obere gelb und gelbroth, der untere blau. So wie die Nadel entfernt wurde, näherten sich die Ränder des Doppelbildes, die beiden gelben Säume fielen zusammen und bildeten das schönste Purpur, dann deckten sich allmählich die Nadeln, die Verdoppelung verschwand und auch alles Farbenspiel, die Nadel erschien schwarz; bei der Entfernung über den Punct des deutlichen Sehens verdoppelte sich die Nadel wieder, nur dafs die innern Ränder des Doppelbildes blau, die äufsern gelbroth und gelb erschienen. Ehe sie sich noch völlig trennten, zeigte sich der gemeinschaftliche Theil der Bedeckung schön violett. Eben so kann man einen schwarzen Kreis von etwas kleinerem Durchmesser, als die Erweiterung der Pupille ist, nahe vors Auge halten, und damit den mittleren Theil der Linse decken, so wird die im Hintergrunde liegende lichte Fläche einen schwarzen Kreis mit einem gelbrothen Rande umkränzen.

Diese Versuche lassen sich, wie sichs versteht, auch mit lichten Bildern auf schwarzem Hintergrunde darstellen, und geben dann eine umgekehrte Ordnung der Farben.

Die Erklärung dieser Phänomene ist so einfach und so sehr den Gesetzen der Farbenzerstreuung gemäfs, dafs ich es für unnöthig halte, mich weitläufiger darüber auszulassen. Der Randantheil der Linse ist als ein kreisförmiges Prisma zu betrachten, in dem die Lichtbilder weifs auf schwarzem, oder schwarz auf weifsem Grunde nach derselben Ordnung an ihren Lichtgränzen, nur concentrisch die Farben zerstreuen, wie im gewöhnlichen Prisma, und wo die diametral entgegengesetzten Abschnitte dieses Kreisprisma als mit ihren Rücken einander entgegenstehende einfache Prismen zu betrachten sind, deren Spectra einander im Focus wechselseitig decken, und ein weifses Bild geben, und über dem Focus hinaus wieder rein für sich, aber in verkehrter Ordnung der Farben erscheinen. Diese Weise der Erscheinung findet Statt, wo beim Durchsehen durch das Doppelloch des Kartenblatts die Mitte der Linse durch den Zwischenraum der beiden Löcher, oder, nach dem dritten Versuche, durch einen Kreis schwarzen Papiers bedeckt wird, so dafs nur noch der Randantheil derselben als Kreisprisma zur Durchlassung des Lichts übrig bleibt, und als solches eine auffallende Farbenzerstreuung bemerken läfst.

Wenn dennoch jemand die Achromasie des Auges wenigstens für die mittlere Region der Crystalllinse, die sonst beim gewöhnlichen Zustande des Auges von der Pupille frei gelassen wird, in Schutz nehmen wollte, weil sonst das Auge an den Rändern der Gegenstände keine Farben entdeckt, und weil sie von zwei grofsen Männern (Gregory und Euler) aufs geradewohl hin behauptet, und seitdem unzählige Mal nachgebetet wurde, so kann er sich leicht durch denselben **Versuch mit dem** Doppelloche im Kartenblatte vom Gegentheile überzeugen, wenn er die Distanz der Löcher bis auf die gewöhnlichen Mafse der Oeffnung der Pupille, ja noch darüber bis auf eine Viertel-Linie nähert, wo dann die Ränder der Nadel eben dieselben, wenn gleich viel engere Farbensäume zeigen, indem die Elemente der Neigung der vordern und hintern Fläche des mittleren Antheils der Linse, wenn man die Tangenten nach aufsen fortführt, einem spitzwinkligem Prisma angehören, dessen Farbenzerstreuung mit der Abnahme des Winkels immer geringer wird, bis sie bei parallelen Flächen in Null übergeht *).

3. Die Belladonna macht, wenn sie ihren höchsten Wirkungsgrad erreicht hat, die Iris unbeweglich.

Es haben zwar andere diese Unbeweglichkeit der Iris als Folge der Wirkung der *Belladonna*, so viel sie sich durch die äufsere Ansicht wahrnehmen läfst, längst angegeben; da jedoch sehr kleine Bewegungen derselben auf solche Weise dennoch nicht zur deutlichen Wahrnehmung kommen könnten, sah ich mich nach einem Mittel um, was beinahe mit mikroskopischer Genauigkeit diese Bewegungen bemerkbar macht. Ich schneide mehrere Kreise aus schwarzem Papier von verschiedenen, der Oeffnung der Pupille entsprechenden Durchmessern, und klebe sie mit Wachs an Stecknadelspitzen; davon wähle ich einen, der gerade seiner Gröfse nach dem Durchmesser der Pupille am meisten entspricht, und halte ihn so nahe als möglich und mit ruhiger Hand ans Auge, indem ich dabei eine Lichtflamme in einer Entfernung von 10 und mehreren Schritten anschaue. Das (bei mir als Myops) in Gestalt eines Kreises nach allen Richtungen hin zerstreute Flammenbild erscheint nun, weil dessen Mitte durch jenes kreisförmige Blättchen bedeckt wird, als ein feuriger Ring, der bei der geringsten Verengerung der Pupille sich verschmählert, oder von dunklen, aus der

*) Vergl. Farbenlehre, I. Band §. 420 et seqq.

der schwarzen Mitte des Ringes ausgehenden Strahlen theilweise bedeckt wird, oder ganz verschwindet, hingegen bei der Erweiterung der Pupille sich ausbreitet.

Ist die Pupille durch *Belladonna* bis aufs äufserste geöffnet, dann hat man keine Spur solcher Bewegungen. Fernsichtige müssen den Papierkreis auf die Mitte eines Vergröfserungsglases aufkleben und in gehörige Nähe des Auges halten, wenn sie gleiche Dienste davon haben wollen. Der Umstand, dafs bei durch *Belladonna* unbeweglicher Iris das Auge sich dennoch zum Nahe- und Fernesehen, wenn gleich nicht mit vollem Erfolge einrichten könne, beweist deutlich, dafs dieses noch von etwas anderem als den Bewegungen der Pupille abhängig sey, und dafs diese nur eine Hülfsfunction, die der Blendung oder Bedeckung, dabei verwalte. Wenn man gleich dadurch nichts Positives über die Art und Weise jener Operation des Auges beim Nahe- und Fernesehen erfährt, so hat es doch das negative Verdienst, dafs man mit Nothwendigkeit hingewiesen wird, anzunehmen, dafs es noch eigenthümliche Bewegungen im Augapfel aufser denen der Iris beim Nahe- und Fernesehen geben müsse.

4. Ich bediente mich ferner der durch *Belladonna* erweiterten Pupille, Theils um frühere autoscopische Augenversuche daran zu prüfen, Theils um sie zu erweitern.

a) Das Gesichtsfeld des indirecten Sehens fand ich nach allen Seiten um mehrere Grade erweitert, nach aufsen hin bis funfzehn, wie ich schon oben (Abschn. I.) davon Erwähnung gethan habe; über diefs schien mir die Lichtflamme, wenn sie an die äufserste Gränze des Sehfeldes kam, bartförmig erweitert.

b) Auch hier konnte ich, und noch mehr als im natürlichen Zustande des Auges bemerken, dafs entfernte klein erscheinende Gegenstände, Lichter, Sterne etc., wenn sie fürs directe Sehen Bilder mit zerstreuten Umrissen gaben, oder gar nicht mehr sichtbar waren, noch immer in der Seitensicht und ohne Zerstreuungsrand gesehen würden, obgleich weniger lebhaft, weil die *Retina* aufser dem Achsenpuncte schwachsichtig ist.

Eben so zeigt sich die für die Geradesicht in der Entfernung von mehreren Schritten vervielfältigte Lichtflamme einfach in der Seitensicht.

c) Eine der auffallendsten Wirkungen der *Belladonna* aufs Auge ist der erhöhte Lichteinflufs auf dasselbe; jedoch nicht durch Vermehrung der Empfindlichkeit fürs Licht, sondern durch Aufnahme einer gröfseren Masse desselben. Wer daher im natürlichen Zustande seiner Augen die Intensität der weifsen Farbe fürs rechte und linke gleich befunden hat, der wird sogleich einen Unterschied wahrnehmen, wenn die Pupille des einen Auges durch *Belladonna* erweitert ist. Auch dort, wo die Empfindlichkeit beider Augen ungleich ist, wird dieser Unterschied nach Verhältnifs wahrnehmbar seyn.

Was hier vom weifsen Lichte gesagt ist, gilt auch von den übrigen gefärbten; die Farben werden dem mehr geöffneten Auge lebhafter erscheinen. Dafs das Auge im Dunkeln besser als sonst sähe, wie sichs nach der Theorie vermuthen liefs, habe ich nicht gefunden, wahrscheinlich, weil es auch sonst in diesem Falle bis aufs äufserste erweitert ist. Auch verdient hier bemerkt zu werden, dafs alle diejenigen Schattenbildchen im Innern des Auges, wie die Blutkügelchen, die *Mouches volantes*, die Fasern und Ringe, die durch Druck sichtbar werdende Aderfigur etc., die nur bei vermindertem Lichteinflusse deutlicher zum Vorscheine kommen, dann gar nicht oder nur schwer gesehen werden können, wenn durch die weit geöffnete Pupille zu viel Seitenlicht einströmt, und die zarten Schattenchen verschlingt. Dafür aber zeigen sie sich an den Zerstreuungsrändern lichter Flächen, die in unserm Falle weiter verbreitet sind, und deren Licht nicht zu stark ist, um jene kleinen Schatten zu überstrahlen.

Es ergibt sich aus der täglichen Erfahrung des Lebens, dafs wenn das Auge viel im Dunkeln angestrengt, oder viel auf schwarze Gegenstände (beim Nähen schwarzer Kleider etc.) gerichtet wird, die Sehkraft dadurch auf irgend eine Weise, die jedoch nicht genau angegeben wird, Schaden leidet.

Vielleicht ist es diese übermäfsige Erweiterung der Pupille, wodurch die Iris eine habituelle Tendenz zur Contraction erhält, und dafür das Vermögen, die Pupille zu verengen, vermindert ist, wodurch das Sehen derjenigen Beschaffenheit sich nähert, die durch *Belladonna* auf künstliche Weise und im höchsten Grade hervorgebracht wird.

Es braucht kaum erwähnt zu werden, daſs das Geblendetwerden des Auges in unserm Falle viel stärker und viel empfindlicher ist, besonders wenn man aus einem dunkeln Raume plötzlich in einen hellen tritt. Aber selbst ohne diesen plötzlichen Uebergang ist das Auge, wenn man sich in einem lebhaften Tageslichte befindet, immerfort geblendet, und die die Beschattung des Auges durch die Augenlieder und Augenbraunen vermittelnden Muskeln, der *Corrugator supercilii* und *orbicularis*, unausgesetzt in einem gereizten Zustande, was dem Gesichte einen eigenthümlichen physiognomischen Habitus, ähnlich dem der Albinos, ertheilt.

d) Bekanntlich ist ein stärkerer Lichteinfluſs aufs Auge mit einem eigenartigen Kitzel in den Nervenzweigen der Augenmuskeln und einem eigenen Drucke im Innern des Auges verbunden. Diese Empfindungen zeigen sich in unserm Falle, weil beide Augen ungleich afficirt werden, äuſserst disharmonisch, was einen ganz fremdartigen Eindruck gewährt. Besonders fühlt man in dem von der *Belladonna* verschonten Auge einen Druck, wie wenn dasselbe leise berührt würde, wahrscheinlich weil die Pupille wegen stärkerer Lichtaffection des andern Auges sich in diesem über das gewöhnliche Mafs verengt, indem die Iris wohl mit der *Retina* sowohl des eigenen als des andern Auges in Sympathie steht, aber nicht mit der Iris desselben associirt ist.

e) In dem Abschnitte von den Scheinbewegungen habe ich derjenigen erwähnt, die man bemerkt, wenn man einen entfernten Gegenstand durch eine kleine mit einer Stecknadel im Kartenblatte gemachte Oeffnung ansieht, indem man das Blatt nach beliebiger Richtung hin und her bewegt, wobei der Gegenstand nach entgegengesetzten Seiten sich zu bewegen scheint. Da der Gegenstand durch mehrere Oeffnungen, die innerhalb des Durchmessers der Pupille liegen, mehrfach gesehen wird, so mufs sich sein Bild auch so vielmal wiederholen, als verschiedene Orte des Pupillenraums eine einzige Oeffnung durchwandelt, was auf der *Retina* ein continuirlich wiederkehrendes und verschwindendes, oder was dasselbe ist, ein bewegtes Bild gibt, was irriger Weise aufs Objective übertragen, uns als Scheinbewegung täuscht.

Je gröfser nun die Pupille ist, desto gröfseren Spielraum hat jene Bewegung, und so auch im gegenwärtigen Falle, wenn sie durch *Belladonna* erweitert ist.

f) Es ist natürlich, dafs man, wenn die Pupille auf zwei bis drei Linien geöffnet ist, auch die Löcher im Kartenblatte beinahe von derselben Distanz anbringen kann, um die Gegenstände verdoppelt zu erblicken und die Gesichtsfelder der beiden Löcher in ihrer Mitte in eins verschmolzen zu sehen.

Wenn man nahe hinter diesen Löchern eine Nadelspitze bewegt, so erscheint sie erst in dem einen, dann verschwindet sie, so lange sie den Zwischenraum beider durchwandelt, und erscheint endlich wieder vor der andern Oeffnung. Dieses Verschwinden ist desto auffallender, je mehr die Löcher bei vergröſserter Pupille von einander abstehen dürfen, und kann denjenigen, der mit solchen Phänomenen nicht näher vertraut ist, in Verwunderung setzen, weil die in einander verschmolzenen Oeffnungen ein einfaches, durchsichtiges Gesichtsfeld darbieten, wobei man nicht absieht, wie ein Gegenstand, der geradeweges hineingehalten wird, nicht sichtbar seyn könnte.

Man kann sich des Doppellochs bedienen, um die Zerstreuung eines entfernten Lichtbildes, und daraus wieder die Gröſse der Pupille, und die Abhängigkeit jener Zerstreuung von der Gröſse der Pupille zu beweisen, wenn man jene Löcher nahe am Rande des Kartenblatts macht, um, durch eine sehr geringe Bewegung, einmal das Lichtbild für sich in seiner Ausbreitung, einmal durch das Doppelloch in seiner Verdoppelung zu erblicken; wobei man finden wird, daſs die Gränzen des ausgebreiteten Bildes den Entfernungen des verdoppelten entsprechen, woraus wieder folgt, daſs alle Zerstreuung und Verbreiterung der Lichtränder mit der Weite der Pupille im Zusammenhange steht.

Hätten wir ein Mittel in unserer Gewalt, das so wie die *Belladonna* die Pupille erweitert, dieselbe verengte, so könnten wir auch bei Kurzsichtigen eine vorübergehende Fernsichtigkeit hervorbringen.

Erklärung der Abbildungen.

Fig. 1. Der Gradmesser zur Bestimmung der Weite des Gesichtsfeldes. Vide pag. 5.
— 2. Darstellung der Verdoppelung der vor und hinter der Peripherie des Horopters gesehenen Gegenstände. Pag. 26.
— 3. Der Seh-Tubulus zur Beschränkung des Gesichtsfeldes auf den engsten Raum. Pag. 28.
— 4. Galvanische Lichtfigur bei Berührung des Augapfels mit dem Zinkpole.
— 5. Galvanische Lichtfigur bei Berührung desselben mit dem Kupferpole.
— 6. Galvanische Lichtfigur bei Berührung des Augapfels mit discreter Leitung.
— 7. Bei Berührung der Stirne.
— 8. Desgleichen der Mitte der Augenbraune.
— 9. desgl. des äufsern Endes der Augenbraune.
— 10. Bei Berührung des Augenhöhlenrandes am äufsern Augenwinkel.
— 11. Desgleichen am Wangenknochen.
— 12. Desgleichen unter der Mitte des untern Augenliedes.
— 13. Desgleichen unter dem innern Augenwinkel.
— 14. Desgleichen neben den innern Augenwinkel an der Nasewurzel.
— 15. Desgleichen zwischen beiden Augenbraunen.
— 16. Die gemeinschaftliche Figur beider Gesichtsfelder bei Berührung der Mitte der Nasenwurzel.
— 17. Die gemeinschaftliche Figur bei Berührung der Stirn hoch oben.
— 18. Lichtfigur bei schneller Bewegung des Leiters rings um den Augapfel am Augenhöhlenrande.
— 19. Bei Berührung des Augenhöhlenrandes am äufsern Augenwinkel tritt der dunkle senkrechte Streifen in den Achsenpunct des Auges, wenn dieses etwas nach innen gewendet wird.
— 20. Bei noch stärkerer Wendung tritt er zwischen den Achsenpunct und die Eintrittsstelle des Sehnerven.
— 21. u. 22. Lichtfiguren bei Berührung von Stellen des Augenhöhlenrandes mit dem einfachen Drahte (nicht Kettchen oder discrete Leiter.)

www.ingramcontent.com/pod-product-compliance
Lightning Source LLC
La Vergne TN
LVHW092106300926
849161LV00002B/64